高等教育医药院校信息技术类系列教材

医学信息技术与人工智能基础实验指导

（第三版）

傅　蓉　周　毅　主编

科　学　出　版　社

北　京

内 容 简 介

本书是《医学信息技术与人工智能基础教程（第三版）》（周毅、蔡永铭主编，科学出版社出版）配套的实验指导。全书基于 Windows 操作系统、WPS Office 及 Python 3.13 编程环境，围绕主教材的四部分核心内容——医学信息学基础与计算机技术、医学文档处理与数据分析、程序设计基础与医学数据智能分析、医学人工智能技术应用，精心设计了 35 个实验，每个实验均配有明确的操作指导和医学应用案例。本书既适用于课堂教学，也便于自学，助力读者强化实践能力。通过本书的系统实验训练，读者能够全面提升医学信息技术应用能力，为未来医疗信息化工作奠定坚实基础。

本书可作为高等医药院校本科、职业教育和成人教育各层次教学的教材，也可作为医学从业人员继续教育和职称考试的参考用书。

图书在版编目（CIP）数据

医学信息技术与人工智能基础实验指导 / 傅蓉, 周毅主编. --3 版. 北京 : 科学出版社, 2025. 8. --（高等教育医药院校信息技术类系列教材）. -- ISBN 978-7-03-082754-8

Ⅰ. R-058

中国国家版本馆 CIP 数据核字第 2025JQ0573 号

责任编辑：吕燕新　杨　昕 / 责任校对：王万红
责任印制：吕春珉 / 封面设计：东方人华平面设计部

科学出版社 出版
北京东黄城根北街 16 号
邮政编码：100717
http://www.sciencep.com
三河市骏杰印刷有限公司印刷
科学出版社发行　各地新华书店经销
*
2013 年 3 月第 一 版　2025 年 8 月第二十一次印刷
2020 年 8 月第 二 版　开本：787×1092 1/16
2025 年 8 月第 三 版　印张：8 1/4
字数：191 000

定价：32.00 元

（如有印装质量问题，我社负责调换）

销售部电话 010-62136230　编辑部电话 010-62135319-8032

本书编委会

主　审：邹赛德　周　怡　李小华

主　编：傅　蓉　周　毅

副主编：张贵英　方　立　郝立巍　刘甘强　李丰军

编　委：蔡永铭（广东药科大学）

何永玲（广东药科大学）

黄展鹏（广东药科大学）

熊　伟（广东药科大学）

彭柳芬（广东药科大学）

叶　辉（广州中医药大学）

张贵英（广州医科大学）

周　毅（中山大学）

练　伟（中山大学）

胡　珊（中山大学）

方　立（中山大学）

刘甘强（中山大学）

陈　锋（中山大学）

莫　迪（中山大学）

赵　霞（中国人民解放军南部战区总医院）

傅　蓉（南方医科大学）

郝立巍（南方医科大学）

森　干（新疆医科大学）

李　琳（新疆医科大学）

吴　淼（新疆医科大学）

孟祥娟（新疆医科大学）

李丰军（新疆医科大学）

周　挺（肇庆医学院）

黄海平（肇庆医学院）

秘　书：王　哲（中山大学）

前　言

随着我国医疗卫生信息化建设的深入推进，医学及相关专业人才的信息技术应用能力已成为必备的核心素养。实验教学作为理论与实践相结合的桥梁，是培养学生动手能力、创新思维和解决实际问题能力的关键环节。本书作为《医学信息技术与人工智能基础教程（第三版）》（周毅、蔡永铭主编，科学出版社出版）的配套实验指导，紧扣医学情景，通过丰富的典型案例和前沿技术实验设计，引导学生深化理论认知，以实践提升信息技术在医学场景中的应用水平。

本书以“能力导向”为原则，在实验设计中注重以下特色。

1） 医学场景融合：实验内容紧密结合医学信息处理的实际需求，如生物信息数据检索、医学文档排版、临床数据分析等，强化专业针对性。

2）分层递进设计：从基础操作（如计算机安全配置）到综合应用（如 Python 医学数据分析、人工智能模型部署），循序渐进提升技能。

3）自主探究空间：以“操作提示”为主，避免机械式步骤罗列，鼓励学生举一反三，培养其独立解决问题的能力。

4）技术前沿覆盖：新增人工智能工具（如大语言模型部署）、医学数据智能分析（如线性回归、逻辑回归）等实验，紧跟技术发展趋势。

本书基于 Windows 10、WPS Office 及 Python 3.13 编程环境，并首次引入医学人工智能实验模块（如 DeepSeek 部署、医学图像标注等），确保教学内容与行业技术同步发展。

本书共 7 章，具体实验设置如下。

第 1 章涵盖计算机安全配置、生物信息数据检索及人工智能工具使用方面的 3 个实验，奠定医学信息处理的基础技能。

第 2 章包括计算机原理与互联网技术的 2 个实验。

第 3 章包括医学文档编辑与多媒体展示的 5 个实验。

第 4 章包括电子表格处理与医学数据分析的 11 个实验，涉及从电子表格基础操作到生物医学数据分析，提升数据处理效率。

第 5 章包括 6 个实验，通过 Python 编程基础实验，构建程序设计思维，为医学数据分析打下语言基础。

第 6 章包括 Python 与医学数据智能分析的 5 个实验，以真实医学数据集为案例，覆盖数据清洗、统计分析、可视化及回归建模全流程。

第 7 章包括医学人工智能基础的 3 个实验，深入医学人工智能实践，包括数据采集、标注、处理及大模型应用，拓宽技术视野。

本书由傅蓉、周毅负责全书的总体策划、统稿与定稿，编写团队由多所高校医学信息学专家组成，由邹赛德、周怡和李小华主审，王哲任编写秘书。本书编者对相关章节内容进行了交叉审稿。各章节编写分工如下：第 1 章由周毅、陈锋、莫迪、王哲、李琳编写，第 2 章由练伟、胡珊、何永玲编写，第 3 章由森干、吴淼、郝立巍、孟祥娟编写，第 4 章由傅蓉、郝立巍、叶辉编写，第 5 章由张贵英、黄展鹏、熊伟、彭柳芬、李丰军编写，第

6 章由森干、刘甘强、傅蓉、陈锋、李丰军编写，第 7 章由蔡永铭、方立、赵霞编写。

本书实验设计目标明确、步骤清晰、案例翔实，既便于教师组织教学，也适合学生自主练习，是构建医学信息实践能力体系的理想指导用书。

谨向所有支持本书编写的专家、同行及师生致以诚挚谢意！

尽管编者在编写过程中力求完善，但书中难免存在一些不足之处，恳请广大读者提出宝贵意见和建议，以便我们不断改进和完善。

目　　录

第1章 医学信息与智能医学概论

实验1.1　人工智能与大模型的应用

一、实验目标

1）掌握基础提问优化方法，提升大模型回答的准确性、专业性和实用性。
2）理解模糊提问与精准提问的差异，提升与大模型的交互效率。
3）掌握多模态提问技巧，理解医学影像辅助诊断与跨模态信息传递的特点。
4）熟悉键盘布局，掌握正确的打字姿势和指法，提高输入效率。

二、实验环境

Windows 操作系统，多模态大模型平台（如豆包、Kimi 等）。

三、实验内容

1. 大模型基础提问优化对比

1）基础提问：输入简单问题（如“怎么治疗高血压？”）并记录回答。
2）优化提问：按以下维度改进提问并对比结果。
① 增加角色限定：“作为三甲医院心内科医生，请告诉我怎么治疗高血压？”
② 添加时间约束：“作为三甲医院心内科医生，根据2024年中国高血压防治指南，请告诉我怎么治疗高血压？”
③ 指定输出格式：“作为三甲医院心内科医生，根据2024年中国高血压防治指南，请以分点列表并标注参考文献的格式告诉我怎么治疗高血压？”
3）对比后填写评分表（表1-1），评估大模型回答质量。

表1-1　评分表

评估维度	基础提问 回答评分(1～10分)	角色限定 回答评分(1～10分)	角色限定 + 时间约束 回答评分（1～10分）	角色限定+时间约束+输出格式 回答评分（1～10分）
准确性				
专业性				
结构清晰度				
实用性				

2. 医学影像辅助诊断与多模态融合

1）单模态提问：上传素材资源中的“胸部 X 线片.png”并输入“请对这张胸部 X 线片给出初步诊断与治疗计划。”并记录回答。

2）多模态提问。

① 在 WPS 文字中创建“门诊病例报告.docx”文档，具体内容如图 1-1 所示，要求在 14min 内使用键盘盲打完成该文档制作且正确率达到 96%以上。

门诊病例报告

基本信息
姓名：张三
性别：男
年龄：45 岁
就诊日期：2025 年 5 月 10 日
科室：呼吸内科
门诊号：12345678

主诉
患者自述一周前无明显诱因出现咳嗽，咳少量白色黏痰，未予重视及规范诊治。近两天出现右侧胸部疼痛，咳嗽时疼痛加重，无发热、咯血、盗汗，无呼吸困难、心悸等不适。既往体健，否认高血压、糖尿病、心脏病等慢性病史，否认结核、肝炎等传染病史，无药物及食物过敏史，无重大外伤及手术史。

病史
既往史：患者自述无重大病史，有吸烟史 20 年，每天约一包。
家族史：无家族遗传疾病史。
过敏史：无药物过敏史。

体格检查
体温：38.2° C，脉搏：88 次/分，呼吸：20 次/分，血压：120/80 mmHg
患者精神较差，呼吸急促，口唇轻度发绀，右侧胸部有触痛，全身皮肤黏膜无黄染、出血点。胸廓无畸形，双侧呼吸动度对称，右肺呼吸音稍低，未闻及明显干、湿啰音，左肺呼吸音清。浅表淋巴结未触及肿大。心前区无隆起，心率 88 次 / 分，律齐，各瓣膜听诊区未闻及病理性杂音。腹软，无压痛及反跳痛，肝脾肋下未触及，双下肢无水肿。

辅助检查

初步诊断

治疗计划

图 1-1　门诊病例报告

② 新建对话：上传素材资源中的“胸部 X 线片.png”并向大模型提问“请帮我根据上述胸部 X 线片，给出一份影像表现。”

③ 将大模型生成的影像表现内容补充至“门诊病例报告.docx”文档的辅助检查中。

④ 上传“门诊病例报告.docx”并输入“请你作为主任医师根据病例报告中的内容给出初步诊断与治疗计划。”并记录回答。

3）填写表 1-2，对比两种模态类型回答的完整性和准确性。

表 1-2　两种模态类型比较

模态类型	影像特征描述	鉴别诊断分析
单模态		
多模态		

四、实验思考

1）角色限定如何影响回答的专业性？时间约束对避免知识过时有何作用？

2）为什么会出现大模型幻觉？遇到模型“幻觉”时应如何修正提问？

3）什么是多模态大模型，应用场景有哪些？多模态输入相比单一模态有何优势？

4）在上传医学影像进行大模型分析时，需要采取哪些措施保护患者隐私？若模型训练数据包含未脱敏病例，可能引发哪些伦理风险？

5）如果大模型的训练数据主要来自某地区三甲医院，对基层医院或少数族裔患者的诊断可能产生什么偏差？如何通过提问设计减少这种影响？

6）若医学大模型给出的诊断建议导致医疗事故，责任应归属于模型研发团队、使用模型的医疗机构，还是患者自身对建议的采纳？如何构建合理的责任认定机制？

实验 1.2　医学生物信息学实验

一、实验目的

1）掌握科学文献查询方法，尝试总结文献的研究结果。

2）掌握编码基因序列的下载和比对方法。

二、实验环境

Windows 操作系统，MEGA 软件。

三、实验内容

1. 文献搜索和阅读

PubMed（https://pubmcd.ncbi.nlm.nih.gov/）是美国国家医学图书馆所属的国家生物技术信息中心开发的生物医学检索系统。该系统免费向公众开放，涵盖医学、生命科学等领域。数据库每日更新，是目前世界上查找医学文献利用率最高的免费数据库。

1）在 PubMed 搜索框中输入文献题目，如“SARS-CoV-2 Disrupts Splicing, Translation, and Protein Trafficking to Suppress Host Defenses（新型冠状病毒（SARS-CoV-2）通过破坏剪接、翻译和蛋白质运输来抑制宿主防御）”。

2）文献基本信息记录：记录期刊名称、发表日期、数字对象标识符（digital object identifier, DOI）、第一作者、通讯作者、PMID（PubMed 数据库为每篇收录文献分配的数字编号）等。

3）文献总结：非结构蛋白 16（NSP16）、非结构蛋白 1（NSP1）、非结构蛋白 9（NSP9）和非结构蛋白 8（NSP8）的功能是什么。

2. 新型冠状病毒序列的下载

1）查阅文献，记录新型冠状病毒的主要毒株。在 PubMed 官网中，搜索文章“An update on COVID-19: SARS-CoV-2 variants, antiviral drugs, and vaccines（关于新型冠状病毒感染的最新进展：新型冠状病毒变异株、抗病毒药物及疫苗）”。阅读该文献，找到新型冠状病毒

（SARS-CoV-2）主要进化分支的名称。其中包括 5 个已确认显著威胁的变异株（VOCs），8 个具有潜在关注价值的变异株（VOIs）（图 1-2）。

5. SARS-CoV-2 variants

Adaptive mutations in the virus-related genome can modify the virus's pathogenic potential. Even a single amino acid variation can significantly disturb the virus' aptitude to evade the immune system and complicate the vaccine development against the virus. Viruses like SARS-CoV-2 are prone to hereditary evolution while acclimating to novel human hosts with the effect of one or more mutations, which results in the appearance of multiple novel variants with different characteristics than ancestral strains. As multiple novel variants of SARS-CoV-2 have been found, the center for disease control and prevention (CDC) and WHO have each set up a cataloguing system to distinguish the emerging variants of SARS-CoV-2 into variants of concern (VOCs) and variants of interest (VOIs). Based on recent reports by WHO, five VOCs, such as Alpha (B.1.1.7), Beta (B.1.351), Gamma (P.1), and Delta (B.1.617.2), and Omicron (B.1.1.529) (Table 1) and eight VOIs such as Epsilon (B.1.427 and B.1.429), Eta (B.1.525), Kappa (B.1.617.1), Mu (B.1.621), Lambda (C.37), Theta (P.3), Zeta (P.2), and Lota (B.1.526) (Table 2) were identified, which are summarized in detail below.

图 1-2　新型冠状病毒的主要进化分支

2）使用 NCBI Virus 数据库（https://www.ncbi.nlm.nih.gov/labs/virus/vssi/#/）搜索新型冠状病毒主要进化分支的基因序列。数据过滤依次选择病毒的名称（Virus/Taxonomy）、模糊碱基的数量（Ambiguous Characters）、序列完整度（Nucleotide Completeness）、分支名称（Pango lineage）（图 1-3 左侧部分）。

图 1-3　NCBI Virus 数据检索

3）单击进入数据下载页面。如图 1-4 所示，单击左侧复选框编号（BS016086.1），在打开的右侧窗口中继续单击复选框编号（BS016086.1）。

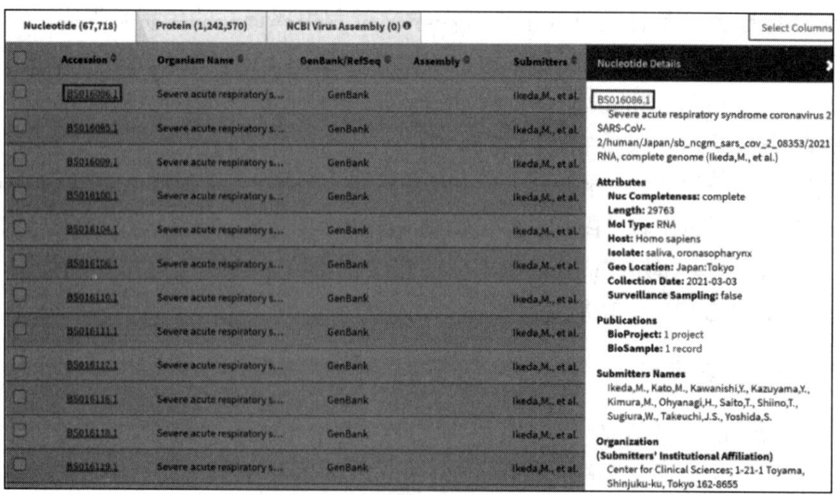

图 1-4　数据选择示例

4）在数据下载页面，选择发送到 Coding Sequence（编码序列），选择格式（Format）栏下拉列表中的 FASTA Nucleotide（FASTA 核苷酸序列格式），单击 Create File（生成文件）按钮，下载新型冠状病毒的基因序列，如图 1-5 所示。

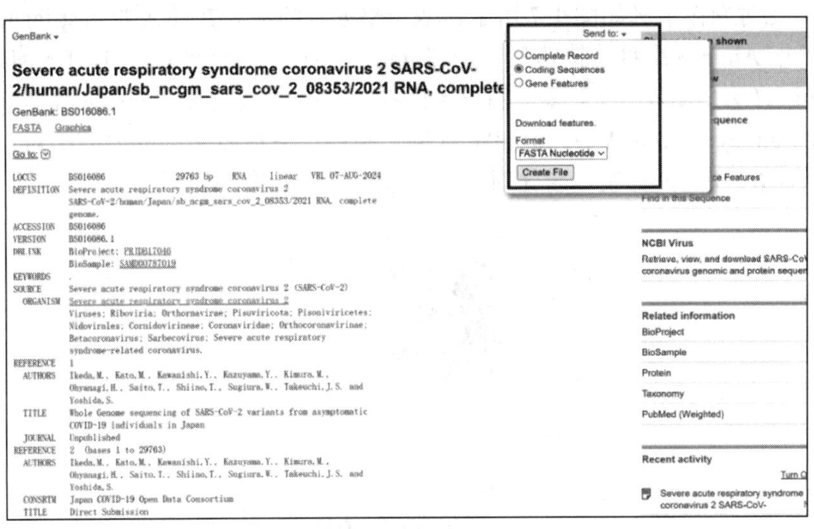

图 1-5 数据下载示例

5）数据整理：下载的序列文件一般为 FASTA 格式。即每个序列有两行信息，包括序列名称和碱基序列。如果想要收集新型冠状病毒某一个基因的序列信息（如 S 基因），搜索关键词 gene=S（图 1-6）。只需将每个基因组中的 S 基因序列复制到一个文件中，并保存为.fas 文件（如 test.fas）。

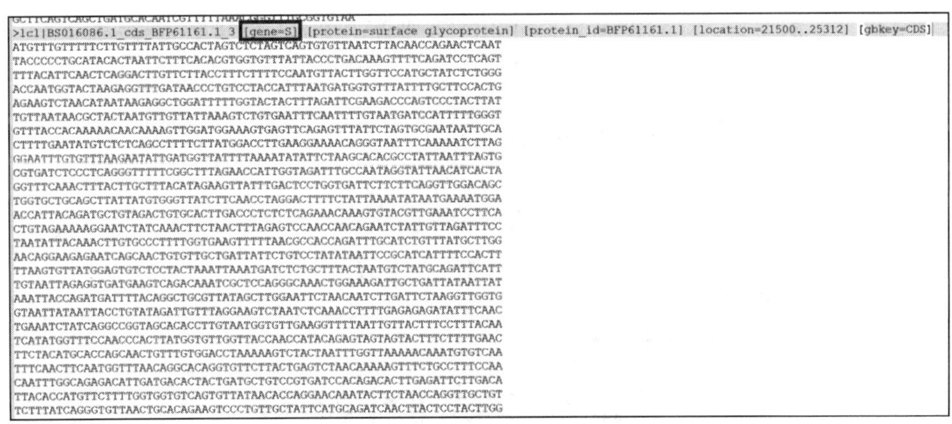

图 1-6 数据整理示例

3. *序列比对*

序列比对（sequence alignment）是指通过特定算法，对两个或多个核酸（如 DNA、RNA）或蛋白质序列进行排列，使相同或相似的字符（碱基或氨基酸）尽可能对齐，以识别序列间的相似性区域、差异及潜在的功能或进化关联。序列比对的常用软件是分子遗传进化分析（Molecular Evolutionary Genetics Analysis，MEGA）。

1）MEGA 软件的下载和安装。进入 MEGA 官网（https://www.megasoftware.net/）。选择合适的版本，单击 DOWNLOAD 按钮下载安装包。安装包下载完成后，双击安装包开始安装软件。

2）序列比对操作示例如图 1-7 所示。双击整理好的序列文件（如 test.fas），在打开的对话框中单击 Align（比对）按钮后，会自动导入 MEGA 软件；单击 Translated Protein Sequences（翻译蛋白质序列）标签，将核苷酸序列转换成氨基酸序列；依次单击 Alignment（比对）→Align by ClustalW（ClustalW 比对）按钮，完成氨基酸的序列比对；单击 DNA Sequences（DNA 序列）标签，将比对好的氨基酸序列转换为比对好的核苷酸序列。

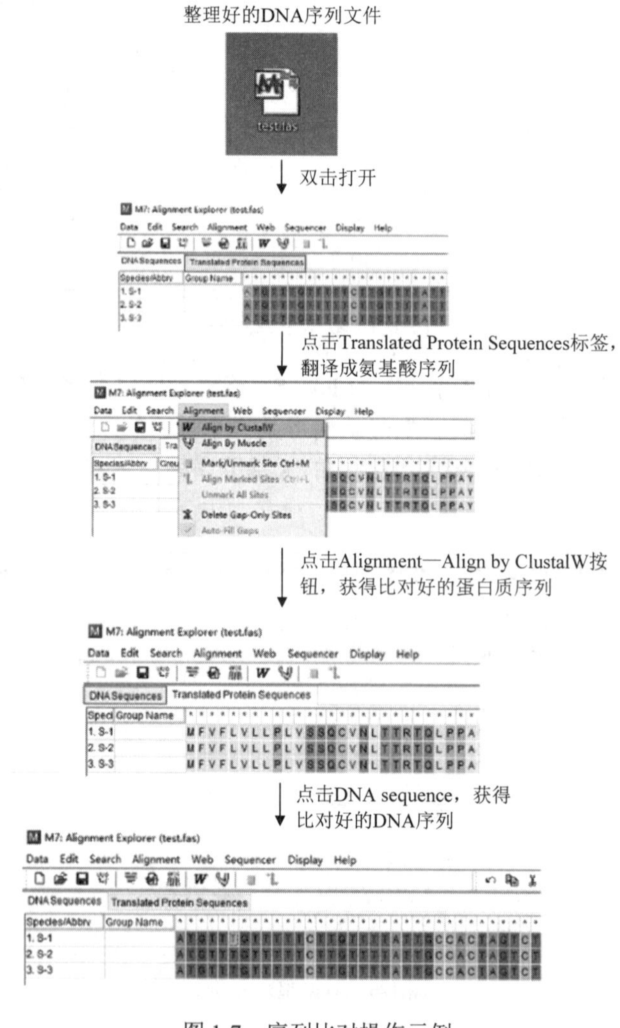

图 1-7　序列比对操作示例

四、实验思考

1）中国知网和万方数据知识服务平台是存储和管理中文文献信息的重要工具。除此之外，还有哪些？尝试使用 AI 搜索了解重要的中文文献数据库。

2）新型冠状病毒的进化分支如何分类？尝试使用 AI 搜索（DeepSeek，豆包等），了解各个进化分支之间的关系。

3）编码基因的序列比对，为什么需要先进行氨基酸的序列比对？这样操作有什么好处？

实验 1.3　医学信息标准文件的查找

一、实验目标

1）理解并掌握标准文件查找与下载的基本方法。

2）学习如何解读标准文件的基础信息，包括标准类型、性质、状态及行业分类等。

3）熟悉标准文件的格式及其结构特点。

二、实验环境

Windows 操作系统。

三、实验内容

1. 查找相关标准文件

1）访问“全国标准信息公共服务平台”，并在搜索框内输入“WS/T 363—2023”，查看此系列标准下包含哪些标准。查阅该系列标准下的任一标准文件，记录其标准类型（如卫生行业推荐性标准）、标准性质（强制性或推荐性）、标准状态（现行有效、修订中等），以及所属的行业分类。

2）选择该系列标准下的任意一个子标准，进一步查看详细的基础信息，如代替了哪些旧版标准、发布日期、实施日期等关键信息。

3）在同一平台上，尝试使用不同的关键词如“AI”“机器学习”来搜索相关标准。观察搜索结果的数量，并选取几个感兴趣的条目进行简要分析，注意比较不同标准之间的异同点。

2. 下载标准文件

1）使用百度或其他搜索引擎查找并定位到“WS/T 363—2023”的官方来源或合法授权网站，确保遵守版权规定并安全下载该系列标准下的任一标准文件。

2）查看标准文件的格式及其所包含的内容。特别关注前言部分关于标准目的、范围、适用对象的描述；正文部分的技术要求、试验方法等内容；附录部分提供的额外参考资料或指南。

四、实验思考

1）讨论医疗健康行业为什么需要遵循特定的标准，这些标准对于保障医疗服务质量有何重要意义。

2）分析在实际工作中遇到类似需求时，应如何高效准确地查找和应用相关的技术标准。

3）考虑随着科技的进步，尤其是人工智能领域的发展，未来可能出现哪些新的标准，这些新标准如何影响现有的医疗服务模式。

第 2 章

计算机原理与互联网技术

实验 2.1　计算机原理基础知识

一、实验目的

1）了解计算机的软硬件系统。

2）了解信息的编码。

二、实验环境

Windows 操作系统。

三、实验内容

1. 了解计算机硬件的基本配置信息

查看任意一台计算机的基本信息，并完成如下填空。

1）计算机的 CPU 是____。

2）主频是____。

3）内存容量是____。

4）硬盘容量是____。

5）显示器分辨率是____。

操作提示：右击“此电脑”或“计算机”图标，在弹出的快捷菜单中选择“属性”命令，即可查看计算机的 CPU 型号、主频、内存容量等基本信息。硬盘容量在磁盘管理中查看。显示器分辨率可通过右击桌面空白处，在弹出的快捷菜单中选择“显示设置”命令，在打开的“设置”窗口中进行查看和调整。

2. 文本文件编码

1）使用记事本编辑以下文本：“abc 计算机”，并以 UTF-8 编码格式保存文件。

2）使用记事本以 GB18030 编码格式打开之前保存为 UTF-8 编码的文件，观察文本是否能够正常显示？________________。解释原因：______________________。

3）再次使用记事本以 UTF-8 编码格式打开文件，然后使用 GB18030 编码格式另存为一个新的文件。

4）打开文件资源管理器，通过文件属性查看这两个文件的字节数。UTF-8 编码格式的文件字节数为__________，GB18030 编码格式的文件字节数为____________。解释原因：____。

操作提示：

① 在 Windows“开始”菜单的搜索框中输入“记事本”，然后打开记事本应用程序。

② 当使用记事本保存文本“abc 计算机”为 UTF-8 编码格式时，确保在保存对话框中选择正确的编码选项。

③ 在以 GB18030 编码格式打开 UTF-8 编码格式的文件时，记事本可能会提示编码不匹配。此时，如果文本正常显示，那可能是因为 GB18030 编码作为超集包含了 UTF-8 编码的所有字符；如果文本出现乱码，则说明两种编码间存在不兼容的字符表示。

④ 当将原来是 UTF-8 编码格式的文件以 GB18030 编码格式另存为新文件时，记事本会根据 GB18030 编码规则重新编码文件内容。这可能导致文件大小发生变化，因为不同的编码方式可能对同一文本使用不同数量的字节进行保存。

⑤ 在比较两个文件的字节数时，应确保文件内容完全一致，仅编码方式有所不同。UTF-8 编码通常对英文字符使用单字节，对中文字符使用三字节，而 GB18030 编码可能根据具体字符使用不同数量的字节，这些因素都会影响文件的总字节数。

⑥ 在处理不同编码的文件时，应掌握各种编码的特性及其兼容性，以确保准确解读和转换文件内容。

3. 整数的二进制编码

打开计算器，使用“程序员”模式计算以下内容，并完成填空。

1）十进制数+256 的 16 位二进制编码是__________________________________。

2）十进制数−256 的 16 位二进制编码是__________________________________。该编码是否为补码？______________。

操作提示：

① 单击“开始”按钮，在打开的“开始”菜单中选择“计算器”选项，打开“计算器”窗口。

② 切换至“程序员”模式：单击计算器左上角的菜单图标，选择“程序员”模式，并将显示单位设置为 WORD，注意查看计算器有几种显示单位以及各自的区别。

③ 选择十进制数 DEC，输入十进制数值。

④ 查看补码：计算器会在二进制显示区域展示该整数的补码。若输入的是正数，补码与原码相同；若输入的是负数，计算器会自动将其转换为补码形式。

四、实验思考

1）通过浏览网页，查找文献等方法，了解我国科学家在计算机领域作出的杰出贡献，这些贡献不仅提升了我国在计算机领域的国际地位，还推动了相关技术在全球范围内的发展和应用。

2）记事本作为一种基础的文本编辑工具，在处理不同编码的文件时展现出一定的灵活性，但也存在明显的局限性。面对复杂的编码转换需求，可能需要借助更为专业的工具或软件。查找还有哪些工具软件可以使用。

3）在计算机系统中，为什么负数需要采用补码进行表示？补码相比原码和反码有哪些优势？

4）在进行二进制编码转换时，可以看到不同字节的二进制数表示的范围不同，16 位二进制数可以表示的最大正整数是多少？最小负整数（采用补码表示）又是多少？

实验 2.2　计算机网络技术基本应用

一、实验目的

1）了解计算机网络协议的基本知识。

2）掌握网络的基本应用。

二、实验环境

Windows 操作系统。

三、实验内容

1. 了解计算机的网络配置参数

查看当前所使用的计算机的 IP 协议，并完成如下填空。

1）当前使用的计算机的 IPv4 地址是______________________________；IPv6 地址是______________________________。

2）子网掩码是______________________________。

3）默认网关是______________________________。

4）DNS 服务器是______________________________。

操作提示：

方法一：通过 IPConfig 命令来了解本机网络配置。在 Windows 系统中，打开“命令提示符”窗口，输入 IPConfig/all 命令，此命令可用于列出在 Windows 操作系统中，当前计算机上所有网络适配器的详细配置信息，包括但不限于 IP 地址、子网掩码、默认网关、DNS 服务器地址、MAC 地址等。

方法二：通过网络和共享中心查看本机网络配置。在任务栏的右下角单击网络图标，打开“网络和 Internet”窗口，单击当前连接的网络名称，打开“属性”窗口，在此可查看当前网络连接的详细信息。

2. 使用 ping 命令进行网络连通测试

1）测试本机与网关的网络连通情况的命令是______________________________。

2）测试本机与学校网站主页的连通命令是______________________________。通过返回的信息，可查到学校网站的 IP 地址是______________________________。

操作提示：在“命令提示符”窗口，使用 ping 命令进行测试。

3. 网络基本应用

1）进入中国知网主页（www.cnki.net），以“医学信息学”为关键词，检索相关的研究论文，共找到__________条结果，浏览各篇论文标题，了解此关键词下所涉及的各类研究方向。

2）以“智能”和“医学”为关键词，下载一篇相关研究论文，了解论文相关的研究内容，以及论文的基本组成和排版格式。依照论文后参考文献的格式，填写此篇论文的作者、论文名、期刊名、发表时间等相关信息：

____。

打开中国青年网（www.youth.cn）的主页，任选一篇新闻，打开链接，查看该新闻网页的 URL 地址是______________________________。其中，协议名是__________；主机名是_____________；网页文件的扩展名是_________________。

3）使用“另存页面为”命令，以“中国青年网”为文件名保存该网页。可以看到，保存到硬盘上的网页包括两部分，分别是___________________和___________________。

4. 创建一个简单的网页文件

选择一个 AI 大语言模型，如 DeepSeek，使用该 AI 工具创建一个 HTML 格式的网页文件，要求在文件中添加一幅图片，创建一个可用于打开其他网页文件的链接。

1）将 AI 创建的网页文件，复制、粘贴到记事本文件中，以 MyPage.html 为文件名保存。然后使用浏览器打开此网页文件，查看相关信息。

2）打开记事本，修改此文件，使用本地机上某一幅图片文件名替换代码中的示例图片名，使用一个实际的网页 URL 地址，替换文件中的示例网页地址。再次用浏览器打开此文件，浏览查看修改后的网页文件内容。网页文件源代码和生成的网页文件如图 2-1 所示。

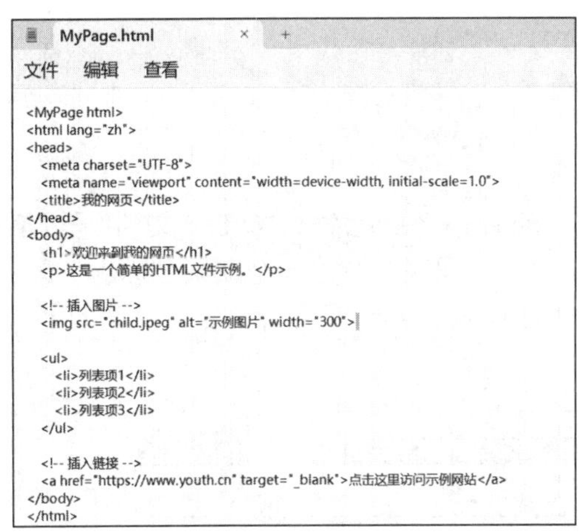

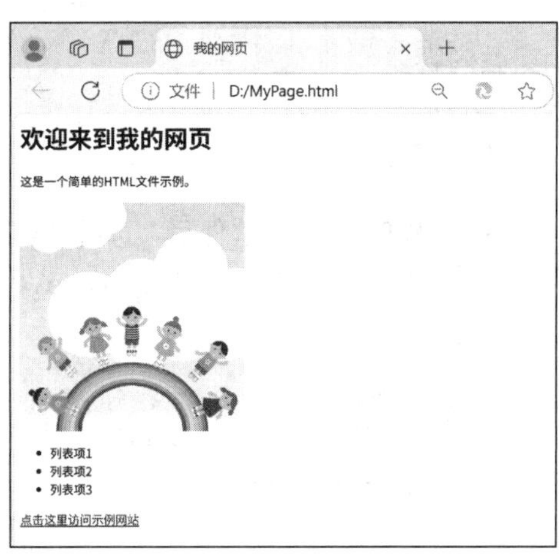

图 2-1　网页文件源代码和生成的网页文件

四、实验思考

1）进一步了解 TCP/IP 协议的相关内容，掌握互联网提供的主要服务，如信息搜索、电子邮件收发等。

2）在互联网时代，我们在充分利用网络所带来的便利的同时，应该如何保证信息安全和加强隐私保护，树立正确的道德观念，维护健康的网络秩序？

第 3 章

医学文档编辑与多媒体展示

实验 3.1　WPS 文档编辑与排版

一、实验目的

1）了解 WPS 文字的基本操作。
2）熟练掌握文档的美化修饰。
3）熟练掌握图片的插入与编辑。
4）熟练掌握表格的制作与美化。

二、实验环境

Windows 操作系统支持下的 WPS Office（教育版）。

三、实验内容

1. 熟悉界面

1）启动 WPS Office 软件后，选择“WPS Office”→“新建”→“Office 文档”→“WPS 文字”→“空白文档”选项，即可启动 WPS 文字应用程序并新建一个默认名称为“文字文稿 1”的空白文档，文件扩展名为.docx，如图 3-1 所示。

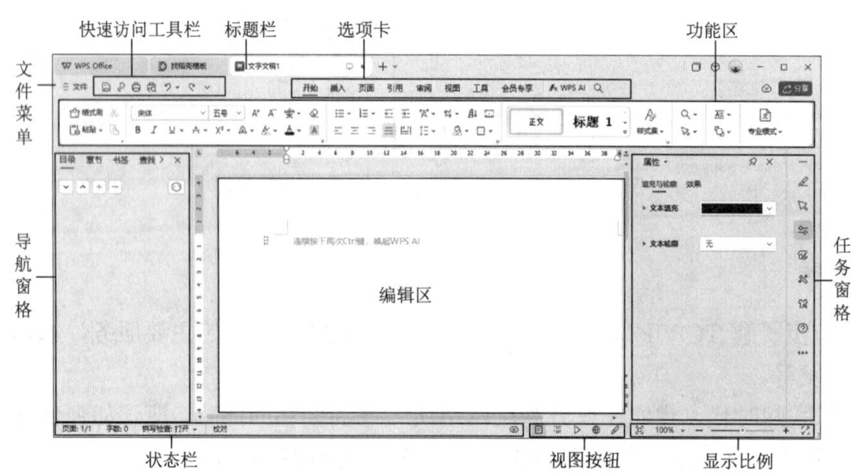

图 3-1　WPS 文字应用程序窗口

2）逐个单击“文件”菜单和“开始”“插入”“页面”“引用”“审阅”“视图”“帮助”“工具”等选项卡中相应“组”的工具按钮，了解常用按钮的基本功能。选择“文件”→“帮助”→“WPS 文字帮助”选项，或按 F1 键，打开帮助中心，在搜索框中输入“如何设置快速访问工具栏”，在搜索结果中单击相关内容，获取帮助信息。

3）认识快速访问工具栏。单击快速访问工具栏右侧的下拉箭头，在打开的下拉列表中选择“自定义命令”选项，如图 3-2 所示。试着单击某些项，添加或删除工具按钮，自定义快速访问工具栏中的功能按钮。

4）切换到“视图”选项卡，以不同的视图方式显示文档，并观察各种视图方式的显示特点。在“显示”组中选择“任务窗格”或“标尺”复选框，如图 3-3 所示，可显示/隐藏任务窗格或标尺；选择“标记”复选框，则显示/隐藏批注或修订信息。

注意：当“标记”处于未选中状态，观察到文本编辑区的批注或修订信息不再显示。

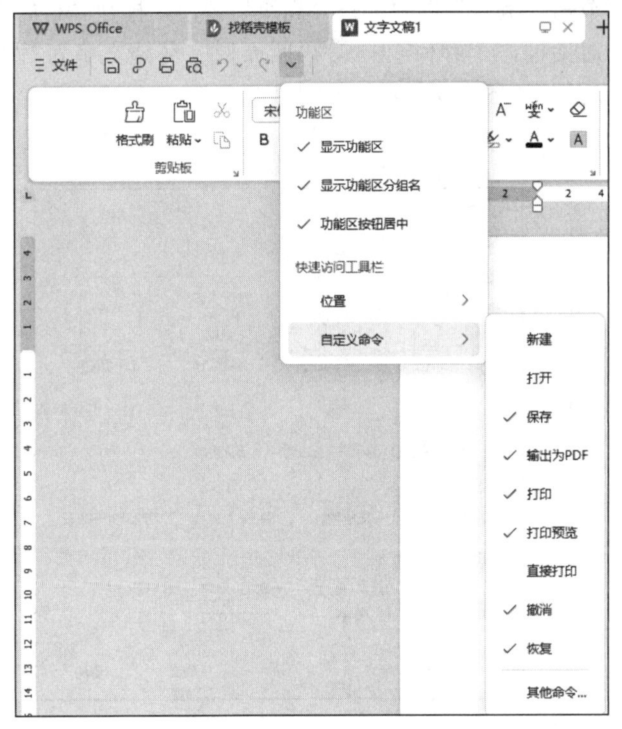

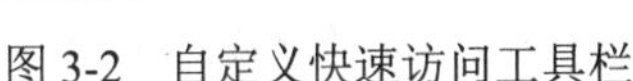
图 3-2　自定义快速访问工具栏

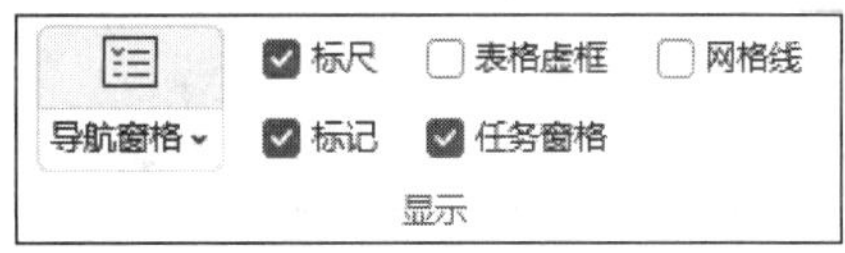

图 3-3　“显示”选项

2. 基本编辑

打开素材资源中的“甲型 H1N1 流感.docx”文档。

（1）输入文本

操作提示：

① 多次按 Ctrl+Shift 组合键，选择自己熟悉的中文输入法，输入汉字。

② 按 Ctrl+Space 组合键，关闭中文输入法，输入数字、英文字符等。

③ 单击“插入”→“符号”→“符号”下拉按钮，在打开的下拉菜单中选择需要插入的特殊符号，如图 3-4 所示；或者在下拉菜单中选择“编号”选项，打开“插入编号”对话框，插入特殊数字编号。

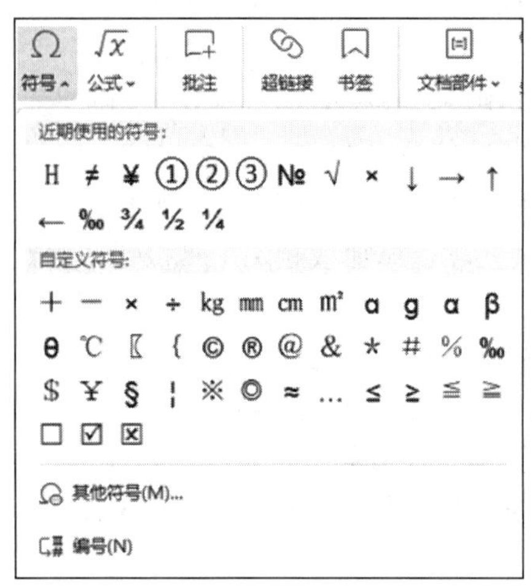

图 3-4　插入符号/编号

（2）插入图片

操作提示：

① 单击“插入”→“常用对象”→“图片”下拉按钮，在打开的下拉菜单中选择“来自文件”选项，打开“插入文件”对话框，在“文件名称”文本框中选择名为“甲型 H1N1 流感图片.png”的图片。

② 选中图片，在“图片工具”选项卡中单击“格式”→“大小”组中的对话框启动器按钮，打开“设置对象格式”对话框，单击“大小”选项卡，取消选中“锁定纵横比”复选框，将原图片高度缩放设置为 110%，宽度缩放设置为 120%，如图 3-5 所示；单击“版式”选项卡→“高级”按钮，打开“布局”对话框，设置环绕方式为“四周型”，环绕文字为“两边”，如图 3-6 所示。

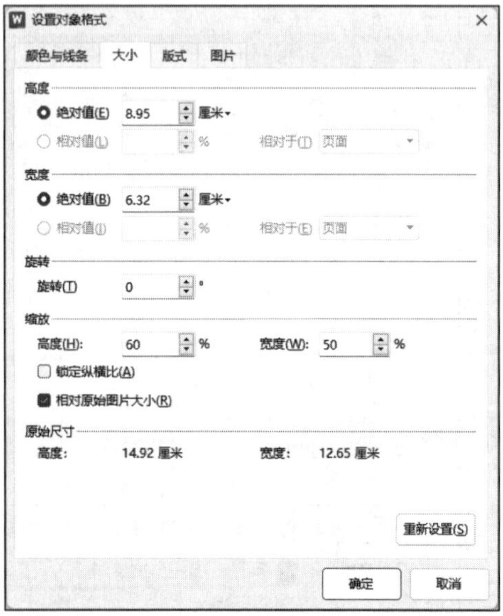

图 3-5　“设置对象格式”对话框

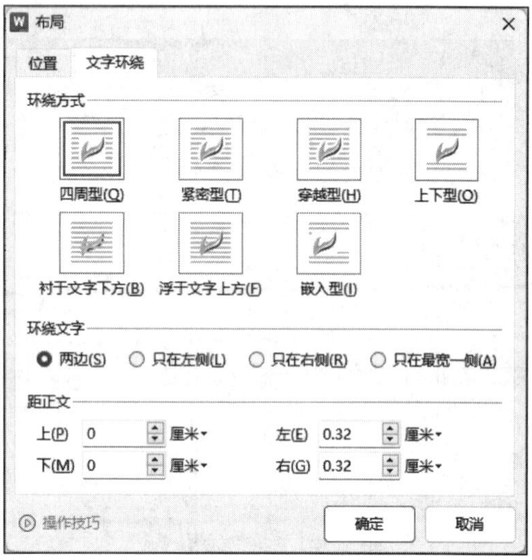

图 3-6　“布局”对话框

（3）插入文件

操作提示：将光标定位到文档末尾，单击“插入”→“部件”→“附件”下拉按钮，在打开的下拉列表中选择“文件中的文字”选项，打开“插入”文件对话框，将图 3-7 所示的文件（甲型 H1N1 流感的预防.docx）内容添加到文档末尾。

（4）美化修饰

操作提示：单击“开始”→“字体”组中的相应按钮进行相应设置。或者单击“字体”组中的对话框启动器按钮，在打开的“字体”对话框中进行字体设置；单击“段落”组中的对话框启动器按钮，在打开的“段落”对话框中，进行段落设置，具体设置如下。

① 按 Ctrl+A 组合键选择全部文档内容，设置中文字体为“微软雅黑”，西文字体为“Times New Roman”，字号“小四”。

五、预防
1、注意休息
人的休息和睡眠状况会直接影响抵抗力水平，所以要保持充足的睡眠，尽量不要熬夜，感到身体疲劳时要及时安排休息。
2、合理安排体育运动锻炼
每天锻炼一小时，每周最少锻炼三天，增强身体抵抗力。
3、合理安排饮食
均衡摄取蛋白质、糖分、脂肪、矿物质、维生素等各种有助于增强体质的营养素，不偏食，可多补充一些富含维生素 C 的食物，维生素 C 有助于提高免疫力。注意多饮水，保证饮用水的干净卫生。
4、接种疫苗
接种疫苗这是预防流感的有效方法之一，专家建议年老（>65 岁）、体弱、慢性病患者、医务人员、6 个月~3 岁的儿童每年都应该接种。接种疫苗后需要约两个星期的时间，身体才会产生抗体，可以起到预防流感病毒感染的作用。但是流感疫苗并不是接种一次就可以一劳永逸，因为疫苗配方是在对当年流行病毒毒株预测的基础上制成的，而流感病毒毒株几乎每年都发生变异，所以每年都需要接种。

图 3-7　插入文件

② 文章标题：二号、加粗、居中，间距（段前、段后）均为 6 磅。

③ “一、二、三、四”标题文字：四号、加粗。

④ “1、2、3、…”标题：小四、加粗。

⑤ 除标题外，其他文字：左对齐、首行缩进 2 字符。

选中文档的第三段文字，单击“页面”→“页面设置”→“分栏”下拉按钮，在打开的下拉列表中选择“更多分栏”选项，打开“分栏”对话框，如图 3-8 所示，设置栏数为 2，选中“栏宽相等”“分隔线”复选框，并应用于所选文字。

将光标定位在文档的第三段，单击“插入”→“部件”→“首字下沉”按钮，打开“首字下沉”对话框，设置字体为微软雅黑、下沉行数为 3、距正文 0.5 厘米，如图 3-9 所示。

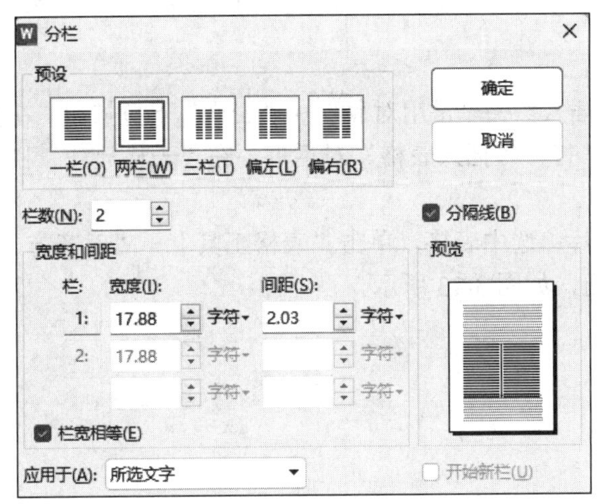

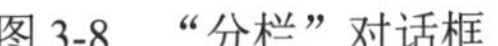
图 3-8　“分栏”对话框

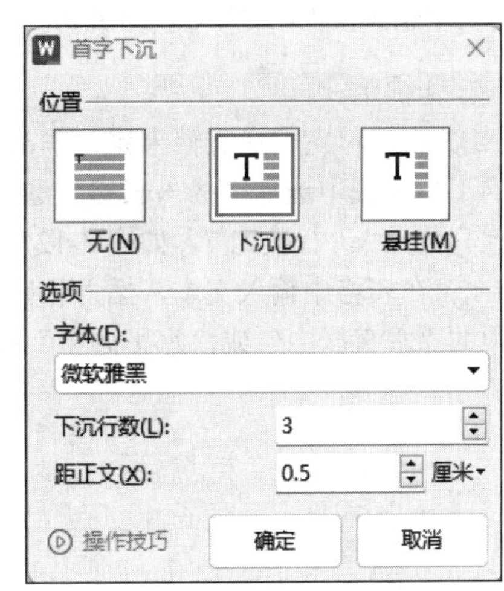

图 3-9　“首字下沉”对话框

文档排版后的效果如图 3-10 所示。

（5）表格处理

将自动套用表格样式设置为“网格表 2-粗边框”，主题颜色为橙色；表中文本设置为宋体，五号字，水平和垂直都居中对齐；表头加粗。

在文档末尾插入一张 3 列 7 行的表格，如图 3-11 所示。要求：表格样式设置为“网格

表 2-粗边框”，边框颜色为橙色；表中文本设置为宋体，五号字，水平和垂直都居中对齐；表头加粗。

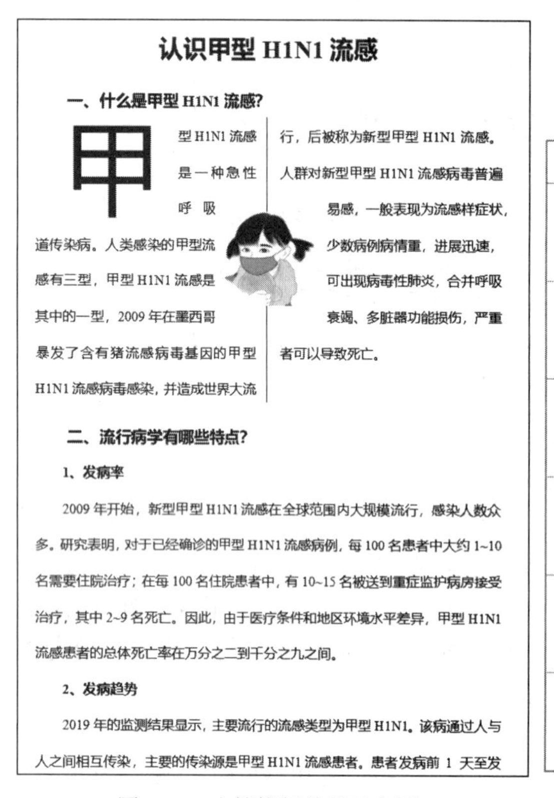

认识甲型 H1N1 流感

一、什么是甲型 H1N1 流感?

甲型 H1N1 流感是一种急性呼吸道传染病。人类感染的甲型流感有三型，甲型 H1N1 流感是其中的一型，2009 年在墨西哥暴发了含有猪流感病毒基因的甲型 H1N1 流感病毒感染，并造成世界大流行，后被称为新型甲型 H1N1 流感。人群对新型甲型 H1N1 流感病毒普遍易感，一般表现为流感样症状，少数病例病情重，进展迅速，可出现病毒性肺炎，合并呼吸衰竭、多脏器功能损伤，严重者可以导致死亡。

二、流行病学有哪些特点?

1、发病率

2009 年开始，新型甲型 H1N1 流感在全球范围内大规模流行，感染人数众多。研究表明，对于已经确诊的甲型 H1N1 流感病例，每 100 名患者中大约 1~10 名需要住院治疗；在每 100 名住院患者中，有 10~15 名被送到重症监护病房接受治疗，其中 2~9 名死亡。因此，由于医疗条件和地区环境水平差异，甲型 H1N1 流感患者的总体死亡率在万分之二到千分之九之间。

2、发病趋势

2019 年的监测结果显示，主要流行的流感类型为甲型 H1N1。该病通过人与人之间相互传染，主要的传染源是甲型 H1N1 流感患者。患者发病前 1 天至发

图 3-10　文档排版效果示意图

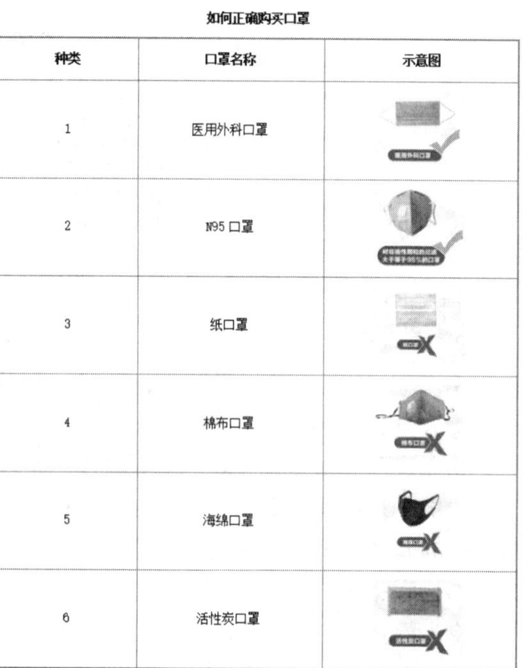

如何正确购买口罩

种类	口罩名称	示意图
1	医用外科口罩	
2	N95 口罩	
3	纸口罩	
4	棉布口罩	
5	海绵口罩	
6	活性炭口罩	

图 3-11　口罩表格

操作提示：

① 将光标定位在文档末尾，单击“插入”→“常用对象”→“表格”下拉按钮，在打开的下拉列表中选择“插入表格”选项，打开“插入表格”对话框，在“表格尺寸”栏中设置列数为 3、行数为 7，如图 3-12 所示。

② 在表格中输入文本，插入相应图片；选中表格，单击“表格工具”→“对齐方式”组中的“垂直居中”或“水平居中”按钮，如图 3-13 所示。

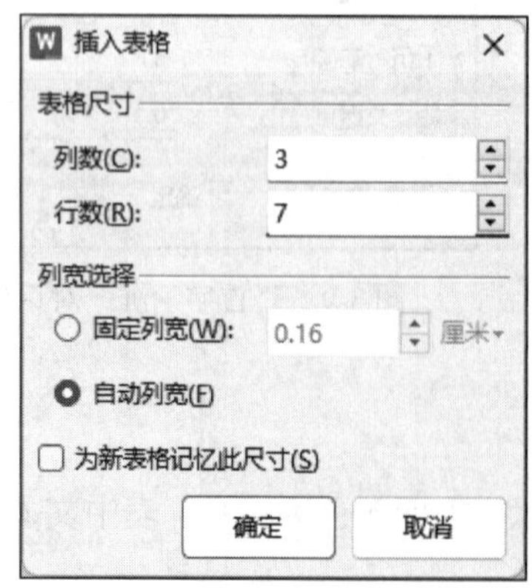

图 3-12　“插入表格”对话框

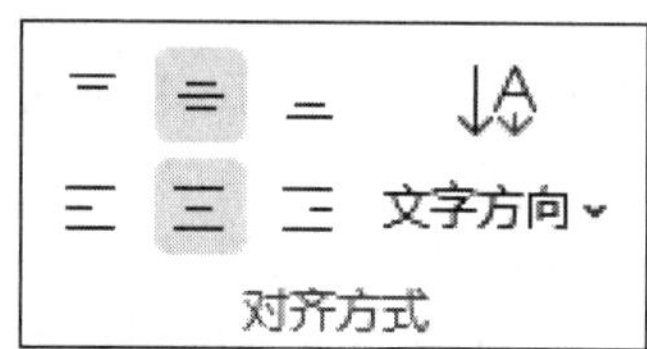

图 3-13　“垂直居中”和“水平居中”

③ 选中表格，切换到“表格样式”选项卡，单击“表格样式”选项组右侧的下拉箭头，打开“预设样式”下拉列表，设置预设样式为“网格表 2-粗边框”，主题颜色为橙色，如图 3-14 所示。

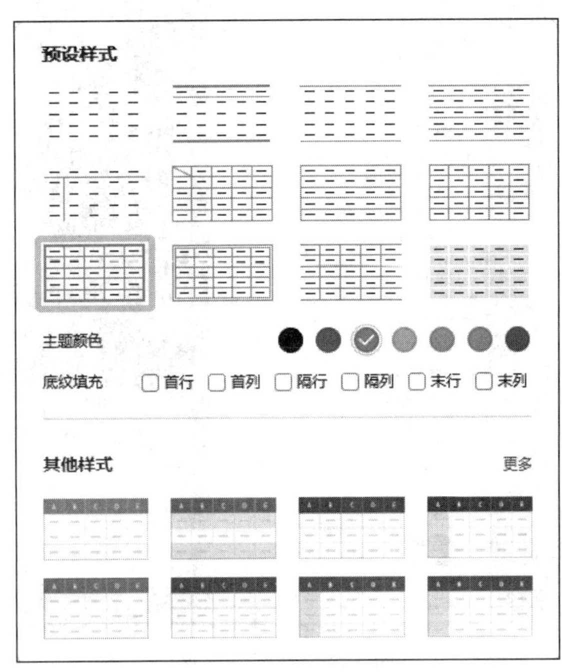

图 3-14　表格样式

（6）保存文件

将表格另起一页存放，在文档末尾插入一行来源信息，最后检查、编辑和修改，以“甲型 H1N1 流感.docx”为文件名保存到桌面，最好能够在自己的 U 盘中存档作为备份。

操作提示：

① 将光标定位到表格的起始位置，单击“插入”→“页”→“分页”下拉按钮，在打开的下拉列表中选择“分页符”选项，使表格插入到新的一页。

② 单击“审阅”→“校对”→“拼写检查”按钮，检查文本输入时是否有输入错误。

③ 将光标定位到表格的末尾，按 Enter 键适当插入一些空行，输入文字“文字来源：https://baike.baidu.com/medicine/disease/甲型 H1N1 流感/4801087”，选中文字后右击，在弹出的快捷菜单中选择“超链接”命令，打开“插入超链接”对话框，在“原有文件或网页”→“地址”处填写“https://baike.baidu.com/medicine/disease/甲型 H1N1 流感/4801087”，设置文档末尾添加的文字格式为小五号字、右对齐。按照同样的方法，另起一行输入“图片来源：http://www.smu.edu.cn/info/1139/8847.htm”，并设置相应的超链接。

④ 选择“文件”→“另存为”命令，以“甲型 H1N1 流感.docx”为文件名保存到桌面，选择“文件”→“退出”命令，关闭文档并退出 WPS 应用程序。

⑤ 返回桌面，右击“甲型 H1N1 流感.docx”文档图标，在弹出的快捷菜单中选择“发送到”命令，在打开的级联菜单中选择 U 盘名称，文件备份并保存到 U 盘中，如图 3-15 所示。

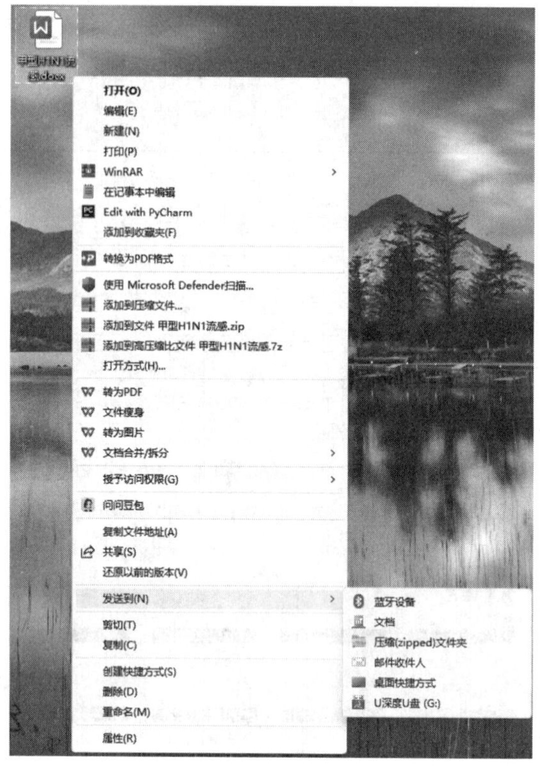

图 3-15 发送到 U 盘

四、实验思考

1）如何使用快捷键切换输入法？如何进行全角/半角、中文标点符号/英文标点符号等状态的转换？如何通过软键盘输入特殊符号？

2）如何进行文本的选定、插入、改写、复制、移动操作？如何灵活运用格式刷？

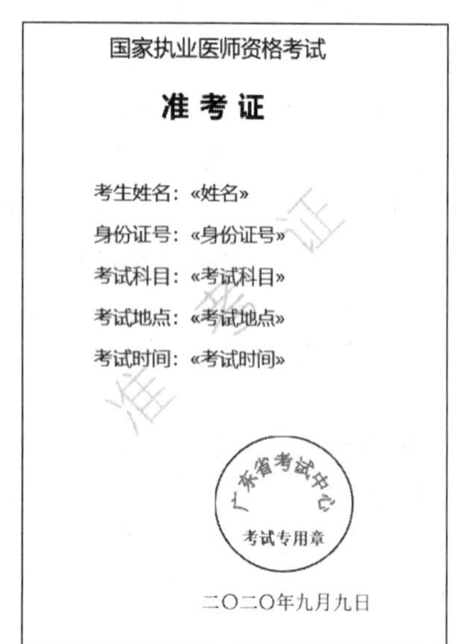
国家执业医师资格考试

准 考 证

考生姓名：«姓名»

身份证号：«身份证号»

考试科目：«考试科目»

考试地点：«考试地点»

考试时间：«考试时间»

广东省考试中心 考试专用章

二〇二〇年九月九日

图 3-16 国家执业医师资格考试准考证

3）如何插入形状？对象分层、图文混排、多个对象组合/拆分如何操作？

4）剪贴板的本质是什么？如何打开“剪贴板”窗格？

5）文本和表格可以相互转换吗？如何利用“公式”按钮进行简单计算？

6）对于长文档而言，如何进行查找与替换操作？

打开素材资源“医学小常识.docx”文档，进行查找与替换操作。

① 将文档中除标题外其他所有“关节”一词替换为“Joint”。

② 将文档中所有“高血压”一词的格式设置为红色字体、加粗。

③ 将所有英文单词的格式设置为蓝色。

7）如何创建如图 3-16 所示的“国家执业医师资

格考试准考证.docx”文档？

思政小任务

情景：对“甲型 H1N1 流感的预防.docx”文档内容的编辑和美化。

解读：流感预防中的个人责任，是公民道德与社会责任的生动体现。戴口罩、勤洗手等防护措施，既彰显对自身生命健康的珍视，也是对他人安全的守护，诠释“人人为我，我为人人”的集体主义精神；遵守防疫规定、配合防控工作，则是法治意识与规则意识的践行，展现个人与社会命运共同体的深刻内涵。

实验 3.2　自动生成目录和邮件合并

一、实验目的

1）掌握“样式”的概念和作用。
2）了解“域”的概念和使用。
3）掌握页眉和页脚的制作。
4）使用打印预览控制打印效果。
5）掌握邮件合并的使用。

二、实验环境

Windows 操作系统支持下的 WPS Office（教育版）。

三、实验内容

打开“医学小常识.docx”文档。

1. 应用样式

将一标题“医学小常识”设置为“标题 1”样式。
将二级标题“高血压病”和“关节脱位”设置为“标题 2”样式。
依次类推，将所有含圆括号“()”的标题设置为“标题 3”样式。
其余文本使用默认正文样式：首行缩进 2 字符。

操作提示：访问 WPS 学堂（https://www.wps.cn/learning），搜索关键词“标题样式”即可获取相关动画教程。

① 选中要使用“样式”的文字，单击“开始”→“样式”组中的相应按钮。

② 选中“视图”→“显示”→“导航窗格”复选框，左侧的“导航窗格”显示信息，方便浏览。

③ 选中除标题之外的其余文本，右击，在弹出的快捷菜单中选择“段落”命令，打开“段落”对话框，在“缩进和间距”选项卡“缩进”栏中的“特殊格式”文本框中选择“首行缩进”，并将其值设置为“2 字符”。

2. 页面设置

纸张大小：16 开；纸张方向：纵向。设置页边距：上下边距为 2cm，左右边距为 2.5cm。

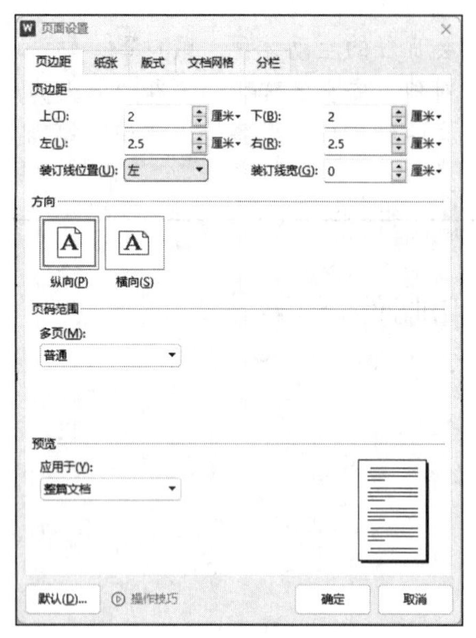

图 3-17 “页面设置”对话框

操作提示：单击“页面”→“页面设置”→“页边距”下拉按钮，在打开的下拉列表中选择“自定义边距”选项，打开“页面设置”对话框，分别在“页边距”“纸张”选项卡下进行相应的设置，如图 3-17 所示。

3. 插入页眉和页脚

在页眉位置插入文字“医学小常识”，并将字体设置为五号、微软雅黑、居中对齐。在页脚位置右侧插入页码，页码格式为“-1-”“-2-”“-3-”。

操作提示：单击“插入”→“页”→“页眉页脚”按钮，进入页眉编辑状态，输入“医学小常识”，选中文字，单击“开始”→“字体”组中的相应按钮，完成设置。

单击“插入”→“页”→“页码”下拉按钮，打开下拉列表，如图 3-18 所示。选择“页码”选项，打开“页码”对话框，进行相应的设置，如图 3-19 所示。

操作提示：访问 WPS 学堂（https://www.wps.cn/learning），搜索关键词“页眉 OR 页脚”即可获取相关动画教程。

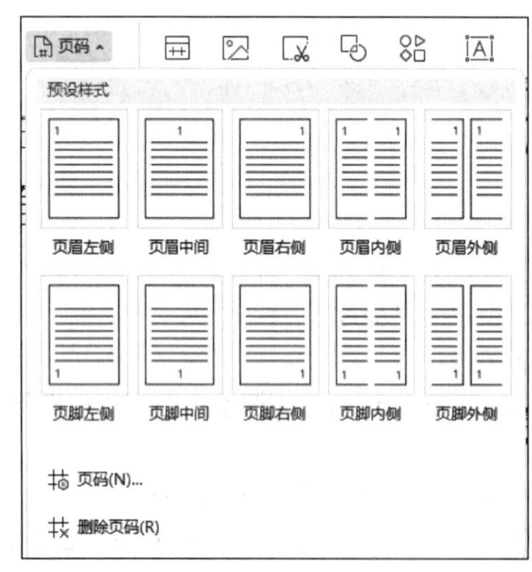

图 3-18 页码样式列表

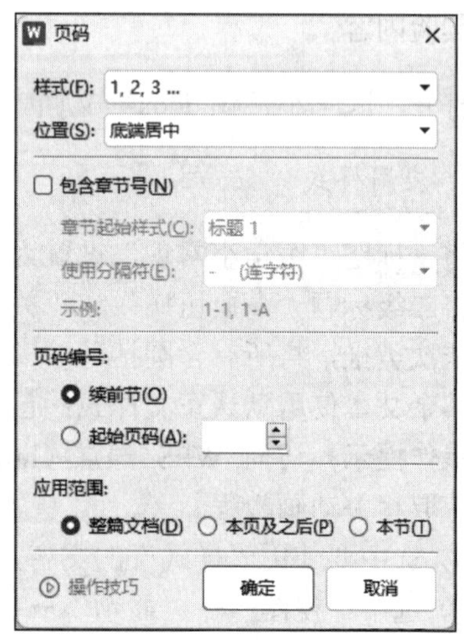

图 3-19 “页码”对话框

4. 打印预览

选择“文件”→“打印”→“打印预览”命令，打开“打印预览”窗口，如图 3-20 所示。在打印之前，可以重新调整页面设置、预览打印效果。

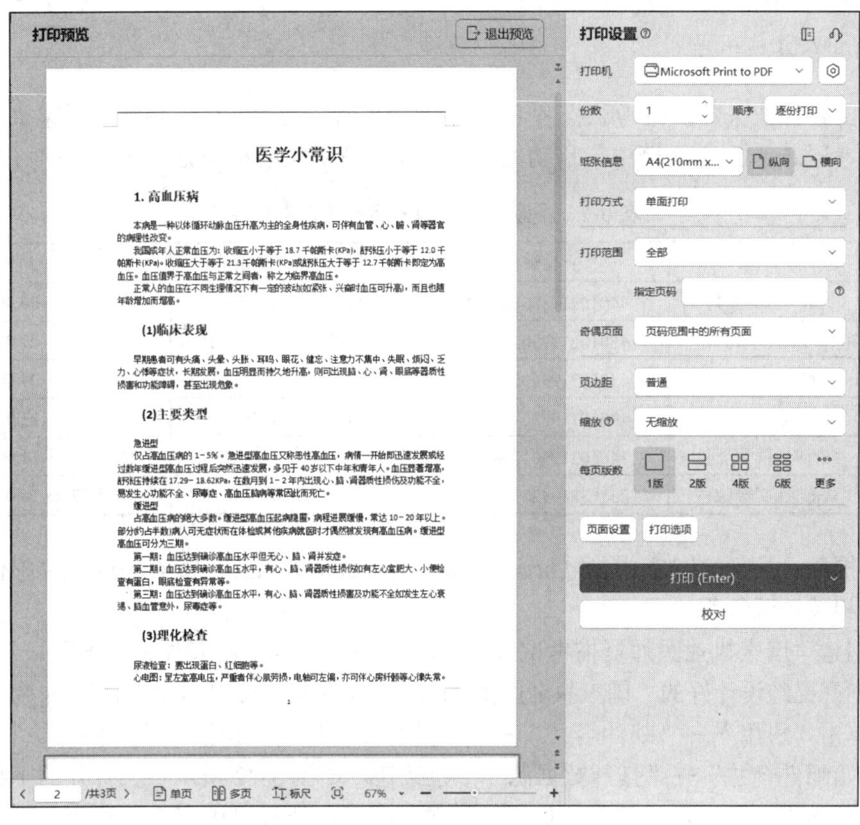

图 3-20　“打印预览”窗口

5. 自动生成目录

打开已经设置了样式的“医学小常识.docx”文档，并将光标定位到文档首部，单击“引用”→“目录”→“目录”下拉按钮，在打开的下拉列表中选择“智能目录”栏中的第 2 个目录项。在自动生成的目录上右击，弹出快捷菜单，如图 3-21 所示，了解每一行目录的域代码，并借助按 Ctrl 键观察目录项的导航链接效果。若文档内容有增删，则选中目录后，单击左上角的“更新目录”按钮，及时调整页码或更新整个目录。

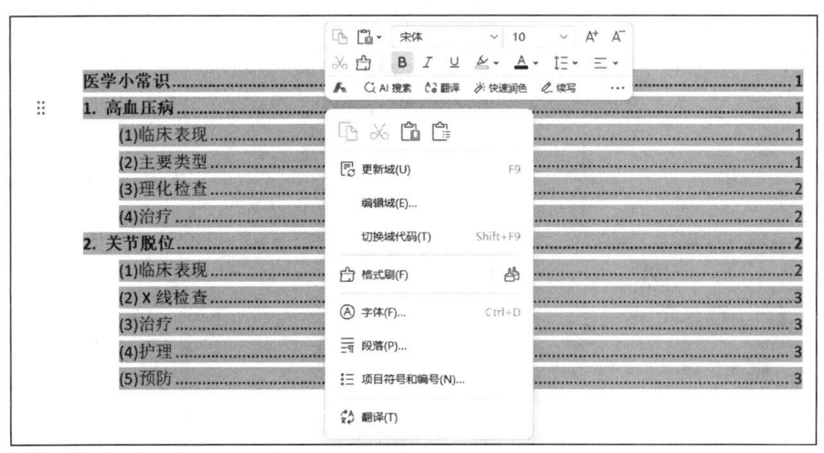

图 3-21　自动生成的目录和属性菜单

6. 邮件合并功能

将“国家执业医师资格考试报考名单.docx”文档（表 3-1）合并到“国家执业医师资格考试准考证.docx”主文档中，自动生成并打印所有考生的准考证。

表 3-1　国家执业医师资格考试报考名单

姓名	科室	身份证号	考试科目	考试地点	考试时间
钟某	附一院骨外科	440102198808081***	外科学	教学馆 501	11 月 22 日 09:00～11:30
李某	附二院小儿科	460102197902073***	儿科学	教学馆 502	11 月 22 日 09:00～11:30
吕某	附三院中医科	442507199605039***	精神病学	教学馆 601	11 月 22 日 09:00～11:30
陈某	附三院消化内科	490102198901076***	内科学	教学馆 602	11 月 22 日 14:00～16:30
朱某	深圳医院病理科	140102199012081***	病理学	教学馆 701	11 月 22 日 14:00～16:30
赵某	深圳医院传染科	235682199203086***	内科学	教学馆 501	11 月 22 日 14:00～16:30

操作提示：访问 WPS 学堂（https://www.wps.cn/learning），搜索关键词“邮件合并”即可获取相关动画教程。

① 创建“国家执业医师资格考试报考名单.docx”文档，将其作为数据源。

② 打开已经设计好的“国家执业医师资格考试准考证.docx”文档，将其作为主文档。

③ 单击“引用”→“邮件合并”→“邮件合并”按钮，切换到“邮件合并”选项卡，单击“开始邮件合并”→“打开数据源”下拉按钮，如图 3-22 所示，在打开的下拉列表中选择“打开数据源”选项，打开“选择数据源”窗口，选择“国家执业医师资格考试报考名单.docx”文档，将其作为数据源。

④ 插入合并域。将光标定位到“考生姓名：”后，单击“邮件合并”→“编写和插入域”→“插入合并域”按钮，打开“插入域”对话框，如图 3-23 所示，在“域”列表中选择与其相对应的“姓名”选项，再将光标定位到其他区域，选择相对应的选项，完成每个合并域的插入。为了保证准确性，可通过单击“预览结果”→“查看合并数据”按钮进行预览。

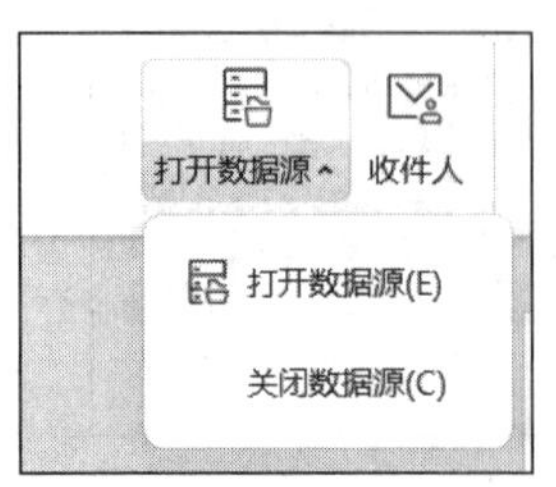

图 3-22　“打开数据源”列表

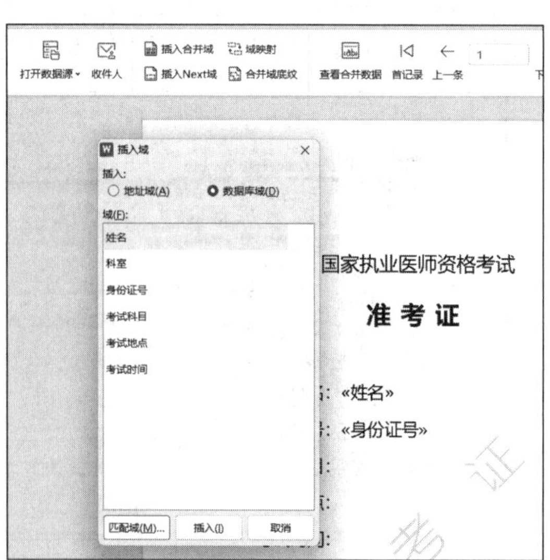

图 3-23　插入合并域

⑤ 确认无误后，选择合并路径。如图 3-24 所示，“合并到新文档”是指将邮件合并内容输出到新文档中，“合并到不同新文档”是指将邮件合并内容分别输出到不同的新文档中，“合并到打印机”是指直接关联至打印机打印，“合并发送”是指将邮件合并内容直接通过关联邮箱发送给指定接收人。

⑥ 单击“合并到新文档”按钮，打开“合并到新文档”对话框，如图 3-25 所示，选中“全部”单选按钮，单击“确定”按钮，将全部准考证保存为一个新的文档：国家执业医师资格考试准考证(全).docx。

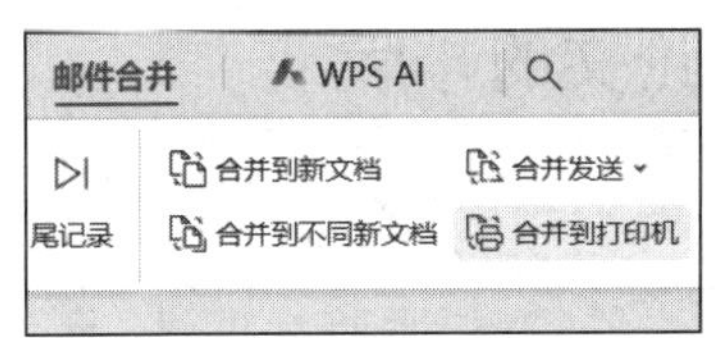

图 3-24　“邮件合并”选项卡

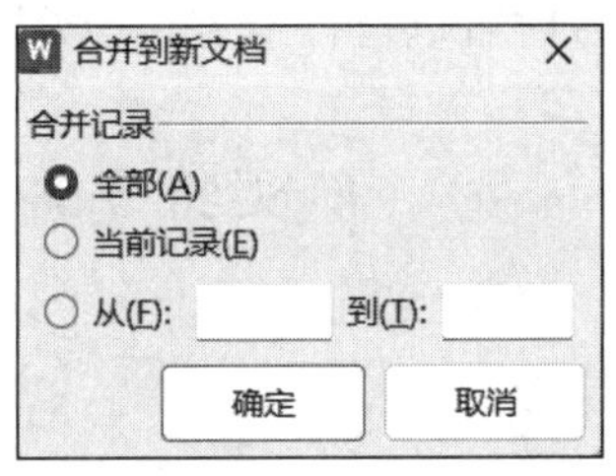

图 3-25　“合并到新文档”对话框

⑦ 检查合并文档，进一步编排信息格式，最后打印全部准考证，如图 3-26 所示。

国家执业医师资格考试
准考证
考生姓名：钟某
身份证号：440102198808081***
考试科目：外科学
考试地点：教学馆 501
考试时间：11 月 22 日 09:00-11:30
考试专用章
二〇二五年九月九日

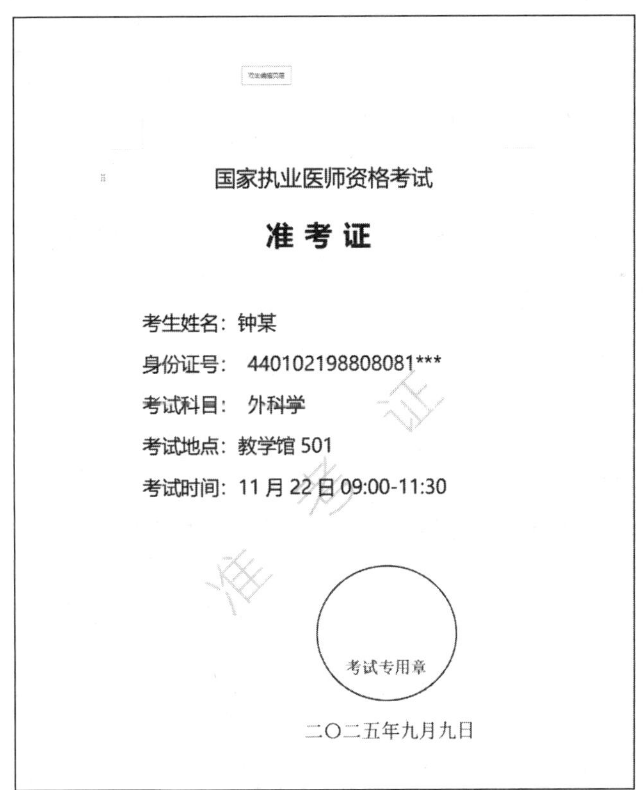

图 3-26　邮件合并（准考证示例）

四、实验思考

1）样式有什么作用？可以新建、修改或删除样式吗？

2）页面设置包含哪些内容？如何设置？你认为打印预览有用吗？

3）“域”是什么？为什么插入“邮件合并域”必须先建立“地址表”？可以直接利用 WPS 表格文件作为数据源吗？

4）“目录自动生成”有什么作用？怎样自动生成目录？如何更新？

5）在 WPS 文字文档中插入超链接有什么作用？超链接可以链接哪些文件？

6）尝试制作一张山区支教宣传海报。要求：页面长度为 35cm、宽度为 27cm，上下页边距为 5cm，左右页边距为 3cm，插入一张合适的图片作为海报背景，文本的字体、颜色和字号等在排版时可以自行设置。最好配有一个简单的表格说明支教日程安排。

实验 3.3　医学论文的排版

一、实验目的

1）熟练掌握 WPS 文字的基本编辑方法。

2）掌握 WPS 文字的图文混排方法。

3）了解处理长文档的技巧。

二、实验环境

Windows 操作系统支持下的 WPS Office（教育版）。

三、实验内容

打开素材资源“胶囊内窥镜冗余图像自动筛除的研究及应用.docx”文档。

1. 基本编辑

1）文本的输入。单纯输入论文标题、中英文摘要、正文、参考文献、致谢等文字信息，先不设置格式，首行缩进等也无须设置。

2）符号的输入。输入键盘上没有的符号，单击“插入”→“符号”→“符号”下拉按钮，在打开的下拉列表中选择要输入的符号或特殊字符。

3）文本的编辑。发现输入错误或需要调整内容时，可以通过移动、复制、粘贴和删除等操作进行编辑修改。

4）查找和替换。单击“开始”→“编辑”→“查找”→“查找替换”按钮，可进行查找和替换操作。

5）拼写和语法检查。单击“审阅”→“校对”→“拼写检查”按钮，可以进行拼写检查，设置拼写检查语言

6）封面的插入。论文的封面是以模板文件形式提供的。单击“插入”→“部件”→“附件”下拉按钮，在打开的下拉列表中选择“文件中的文字”选项。

7）公式的输入。单击“插入”→“符号”→“公式”按钮，启动 WPS 内置的公式编辑器。

8）图形的插入。单击“插入”选项卡“常用对象”组中的“图片”“SmartArt”“图表”“形状”等按钮，插入需要的图片、图形等。

2. 格式排版

1）字体。选择论文题目，单击“开始”→“字体”组中的各按钮，设置字体为“黑体、加粗、小二”。用类似的方法设置其他字体格式。

2）段落。选择论文题目，单击“开始”→“段落”组右下角的对话框启动器按钮，打开“段落”对话框，在“缩进和间距”选项卡下，设置对齐方式为“居中”，行距为“2 倍行距”。类似地，进行其他段落的设置。

章标题：黑体/加粗/三号/居中/1.5 倍行距/大纲级别 1 级。节标题：黑体/加粗/四号/居中/大纲级别 2 级。小节标题：黑体/加粗/五号/大纲级别 3 级。正文：宋体/五号/首行缩进 2 字符。表头和题注：黑体/加粗/小五/居中。英文字体：Times New Roman。

3. 表格制作

论文中需要制作一张如图 3-27 所示的表格。

医学图像数据表

胶囊内窥镜图像病例数据	平均数量（张）	所占比例（%）
过暗图像	9824	20.91
重复图像	31947	68.00
正常图像	4683	9.97
病灶图像	526	1.12
合计	46980	

图 3-27　创建数据表

1）创建表格。将光标定位到论文中要插入表格的位置，单击“插入”→“常用对象”→“表格”下拉按钮，在打开的下拉列表“插入表格”区域移动鼠标指针至方格区，单击创建 3 列×6 行的表格。

2）输入内容，并计算合计和占比。表格列号自左向右为 A、B、C；表格行号从上往下为 1、2、3、4、5、6。

计算合计：单击 B6 单元格，单击“表格工具”→“数据”→“公式”按钮，打开“公式”对话框，按默认公式“=SUM(ABOVE)”，单击“确定”按钮。

计算占比：如图 3-28 所示，单击 C2 单元格，输入公式“=B2/B6*100”，选择数字格式为 0.00（设置结果保留两位小数），单击“确定”按钮。同理可以计算 C3、C4 和 C5 单元格数据。医学图像数据表中的公式见表 3-2。

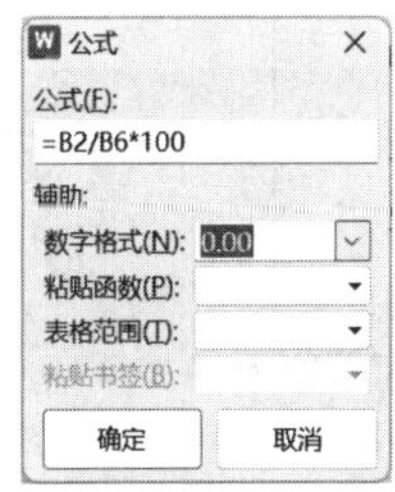

图 3-28　计算 C2 单元格所占比值

表 3-2　医学图像数据表中的公式

单元格	公式
B6	=SUM(ABOVE)
C2	=B2/B6*100
C3	=B3/B6*100
C4	=B4/B6*100
C5	=B5/B6*100

3）设置/取消边框。选择整个表格，单击“表格样式”→“表格样式”→“边框”下拉按钮，在打开的下拉列表中选择一种边框样式，如图 3-29 所示。

4. 高级编辑

当论文中的图片、表格等比较多时，系统可以自动编号，即使有增删也便于更新，通过“题注”功能和“交叉引用”功能实现自动处理。另外，需要时可以插入脚注和尾注等内容。

1）题注的插入：选择论文中第 1 章的图片，单击“引用”→“题注”→“题注”按钮，如图 3-30 所示，打开“题注”对话框，如图 3-31 所示，设置标签类型和位置的相关选项。需要时，单击“新建标签”按钮，自定义题注标签名称。

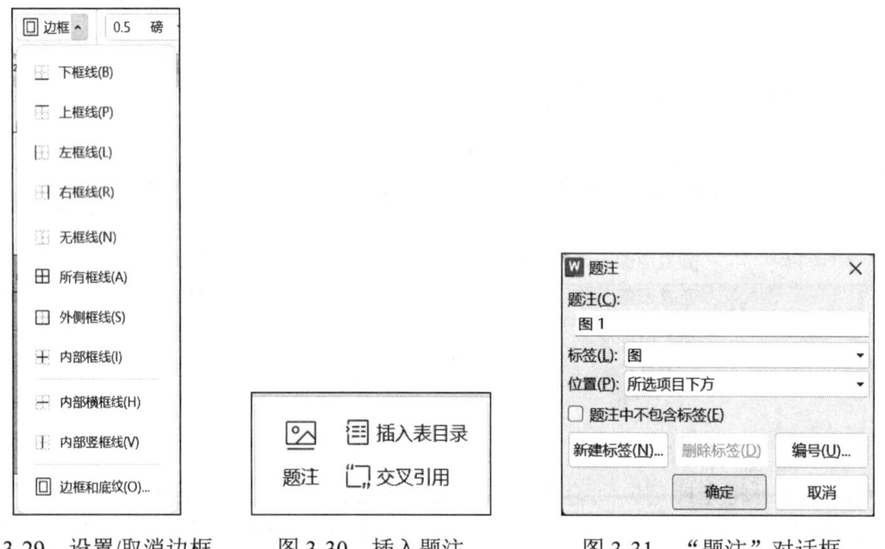

图 3-29　设置/取消边框　　图 3-30　插入题注　　图 3-31　“题注”对话框

2）交叉引用：定位到论文需要引用图片或其他对象的位置。单击“引用”→“题注”→“交叉引用”按钮，打开“交叉引用”对话框，如图 3-32 所示，设置引用类型和引用内容，以及引用哪个题注。

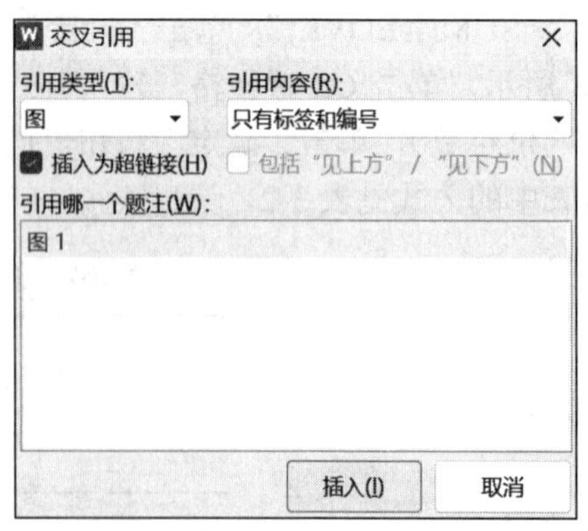

图 3-32　“交叉引用”对话框

3）脚注的添加：通常使用脚注对文档内容进行注释说明。在毕业论文的标题处添加脚注以说明课题的来源。如图 3-33 所示，单击“引用”→“脚注和尾注”组右下角的对话框启动器按钮，打开“脚注和尾注”对话框，如图 3-34 所示，设置脚注的位置和格式等，在页面下方的脚注区输入课题的来源。

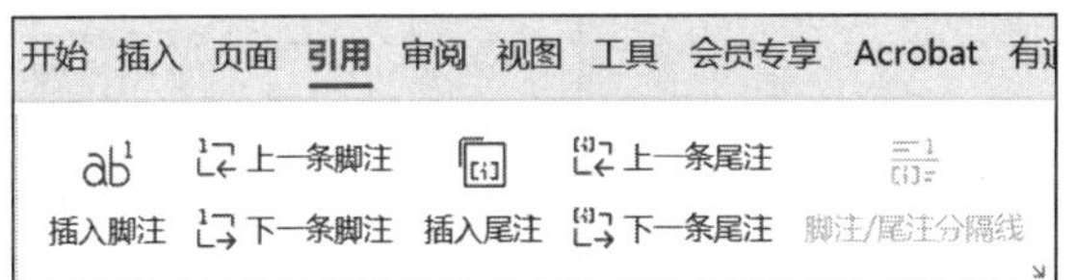

图 3-33 插入脚注

脚注和尾注
位置
脚注(F): 页面底端
尾注(E): 文档结尾
转换(C)...
格式
编号格式(N): 1, 2, 3, ...
方括号样式(Q): [1],[2],[3],...
自定义标记(U):
符号(Y)...
起始编号(S): 1
编号方式(M): 连续
应用更改
将更改应用于(P): 本节
插入(I)
取消
应用(A)

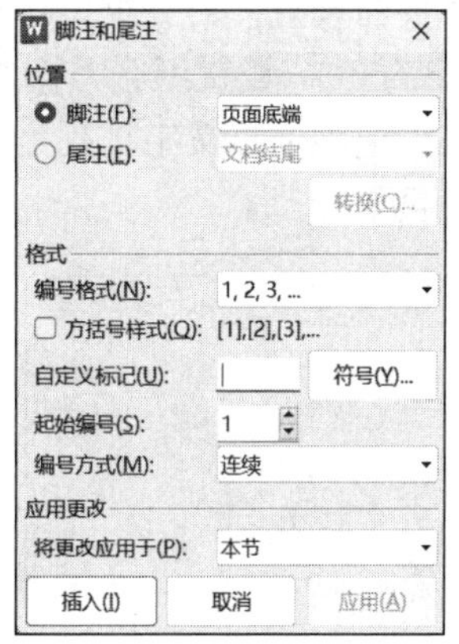

图 3-34 “脚注和尾注”对话框

5. 应用样式

选择已经设置好格式的“第一章 绪论”，单击“开始”→“样式”组右下角的对话框启动器按钮，打开“样式和格式”任务窗格，如图 3-35 所示，单击“新样式”按钮，创建“论文-章”样式，如图 3-36 所示。

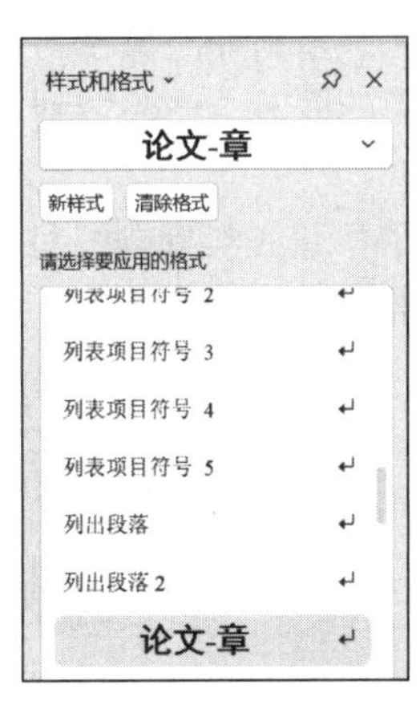

图 3-35 新建样式

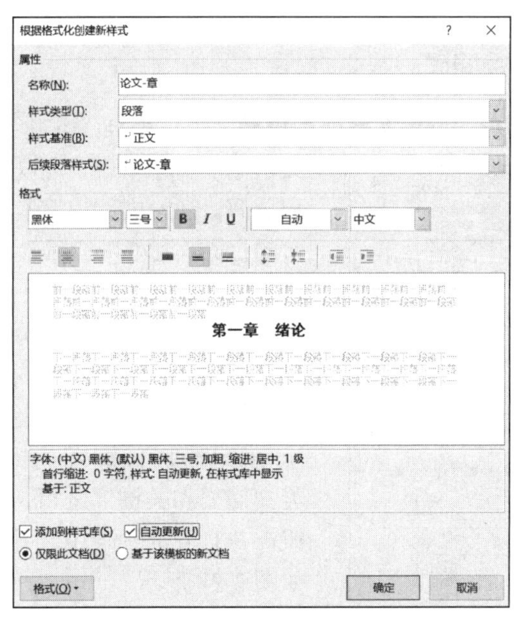

图 3-36 创建新样式：论文-章

选择论文中“其他章标题”“参考文献”“致谢词”“摘要”“Abstract”等，单击“开始”→“样式”→“论文-章”按钮，应用“论文-章”样式。

用类似的方法创建其他新样式。选择“节”“小节”的标题文字，直接单击相应的新样式。其他文本可以使用默认的“正文”样式。

6. 页面设置

页面设置如图 3-37 所示。单击“页面”→“页面设置”组右下角的对话框启动器按钮，打开“页面设置”对话框，选择“页边距”选项卡，设置页边距（上下边距：4.2cm，左右边距：3.5cm），设置纸张方向为纵向；选择“纸张”选项卡，选择纸张大小为 A4；选择“文档网格”选项卡，文字排列为水平；选中“指定行和字符网格”单选按钮，设置每行 36 字符，每页 37 行。

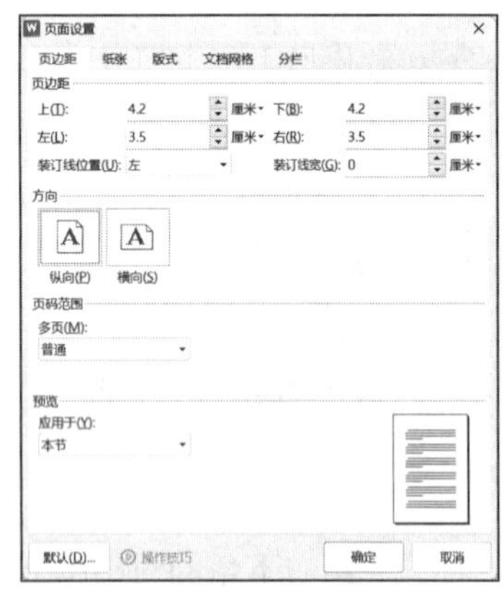

（a）“页边距”选项卡

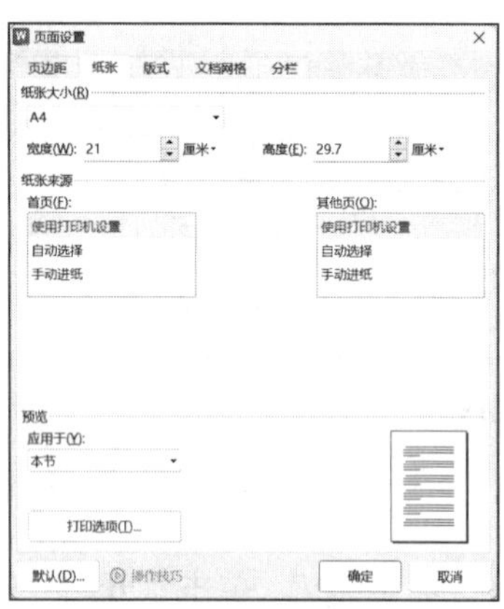

（b）“纸张”选项卡

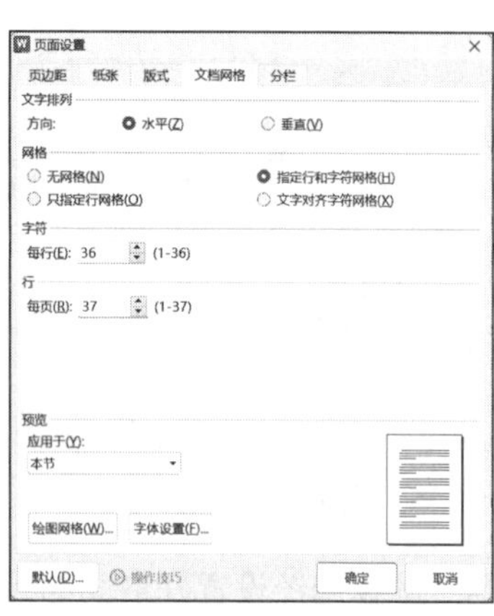

（c）“文档网络”选项卡

图 3-37　页面设置

7. 添加目录

目录是一篇论文或书的框架，可以使读者对论文或书的篇章结构一目了然。利用 WPS 文字添加目录功能，可以对设置了相应样式的论文自动生成目录和页码。当论文的内容有删改时，无须重新调整目录的页码和章节的标题，还可以在目录页按 Ctrl 键的同时单击跳转到目录所指向的内容。

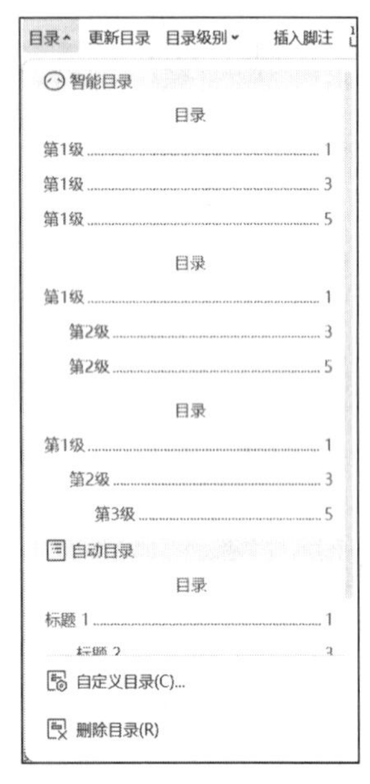

图 3-38　添加目录

添加毕业论文的目录。要求目录按照三级标题编写，并且与正文标题一致。目录的内容主要包括绪论、正文主体、结论、参考文献、致谢词及附录等。

1）添加目录。将光标定位到论文“第一章 绪论”文本之前、英文摘要和关键字之后，单击“引用”→“目录”→“目录”按钮，在打开的列表中选择“自动目录”栏中的第一个目录选项，如图 3-38 所示。

2）更新目录。单击“视图”→“显示”→“导航窗格”下拉按钮，在打开的下拉列表中选择“靠左”选项，打开“导航”窗格，可以查看整个论文文档的目录结构。当论文内容有删改时，可以选择目录区域，单击“更新目录”按钮，打开“更新目录”对话框，如图 3-39 所示，自动进行内容或页码的调整。

操作提示：更新文档中的所有“域”，按 Ctrl+A 组合键，然后按 F9 键。

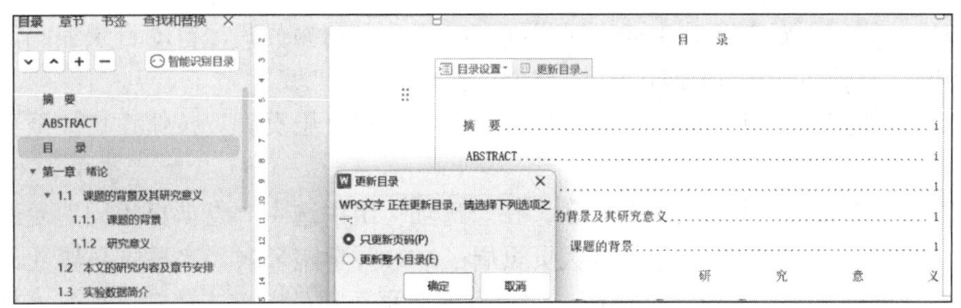

图 3-39　更新目录

8. 页眉和页脚

页眉和页脚是论文中的两个特殊区域，分别位于页边距的顶部和底部。通常可以将论文的标题、章节、页码或作者名等信息打印在页眉和页脚处。

论文要求如下。

封面：不需要设置页眉和页脚。

摘要（包括中英文）、目录和正文的页脚均设置为页码居中，但格式各不相同（正文页码：1，2，3…；摘要页码：i，ii，iii…；目录页码：I，II，III…）。

正文的奇数页和偶数页的页眉设置要求不同。奇数页页眉设置为“××医学院××××届本科毕业论文（设计）”，采用宋体、小五号字、居中书写。偶数页页眉设置为各章节的名称。

1）分节。若在文档的不同页面设置不同的格式，则需使用“分节符”概念。建立新文档时，WPS 将整篇文档默认为一节，所有页面格式设置完全相同。若在论文中进行个性化设置，则首先需要插入分节符将文档划分为若干个“节”，每“节”都是一个相对独立的部分，从而可以设置不同的页眉和页脚。

对论文分节设置如图 3-40 所示，将整个文档分为 5 节。

第1节
•封面
第2节
•中文摘要
第3节
•英文摘要
第4节
•目录
第5节
•正文
•参考文献
•致谢

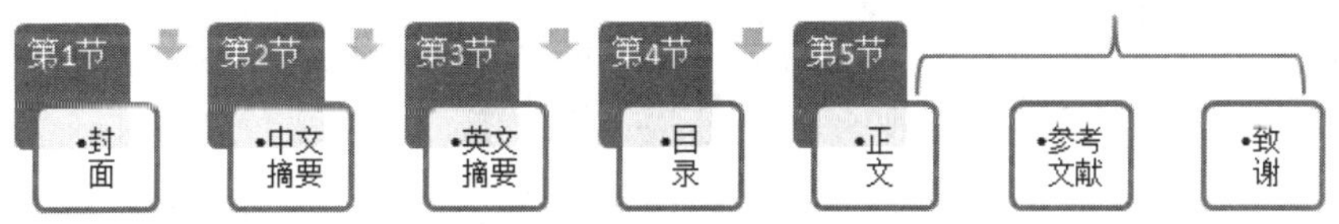

图 3-40　对论文分节设置

将光标定位到中文摘要页开始处，单击“页面”→“结构”→“分隔符”下拉按钮，在打开的下拉列表中选择“下一页分节符”选项，如图 3-41 所示。在文档的其他相应位置采用同样的方法插入分节符。

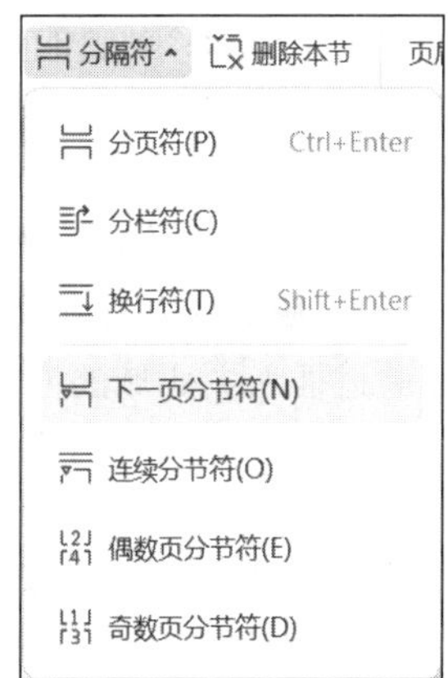

图 3-41　插入分节符

2）分页。通常论文的每一章另起一页排版，新的一章需要插入分页符。与分节相同，将光标定位在各章的起始处，插入分页符即可。单击“页面”→“结构”→“分隔符”下拉按钮，在打开的下拉列表中选择“分页符”选项。

3）页眉。页眉的内容除了文本、图片等信息外，还可以插入“域”。

“域”是 WPS 文档中的特定指令集。使用 WPS 域可以实现许多复杂的功能，主要有自动生成实时日期和时间，自动编页码，自动目录编码，自动进行图表的题注、脚注和尾注的编号等。按 F9 键可以更新“域”。

将光标定位到第一章，单击“插入”→“页”→“页眉页脚”按钮，切换至页眉页脚区域。

“页眉页脚”选项卡如图 3-42 所示。在“选项”组中选中“奇偶页不同”复选框，在系统提示的“键入文字”处，输入奇数页页眉：××医学院××××届本科毕业论文（设计）。单击“导航”→“后一项”按钮，切换到偶数页页眉处。单击“插入”→“部件”→“文档部件”下拉按钮，在打开的下拉列表中选择“域”选项，打开“域”对话框，选择域名为“样式引用”，域代码为“STYLEREF”，样式名为“论文-章”，如图 3-43 所示。单击“确定”按钮后，即可在偶数页页眉处添加各章的标题。

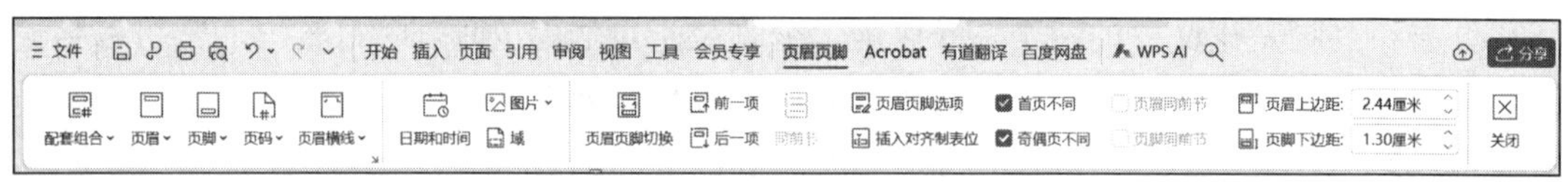

图 3-42 “页眉页脚”选项卡

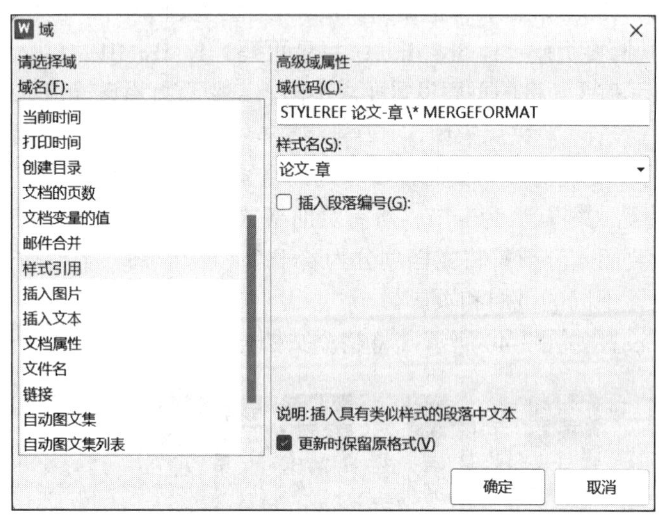

图 3-43 “域”对话框

操作提示：页眉的内容删除后，自动添加的分割线还存在时，单击“开始”→“样式”列表中的“其他”按钮，在打开的下拉列表中选择“清除格式”选项，即可将分割线删除。

4）页脚。页脚位于页边距的底部。通常可以将论文页码等信息设置在页脚处。

在 WPS 文档中插入页码时，不能直接在页脚中输入“1”“2”“3”等阿拉伯数字，而是通过插入页码域的方法，使文档的页码可以随着页数的增加而发生变化。设置页码的操作通常包括设置页码位置和页码格式。

以正文所在“节”的页脚设置为例。将光标定位到第一章开始页，单击“插入”→“页”→“页眉页脚”按钮，切换到页眉页脚区域。

在“页眉页脚”选项卡下，单击“页眉页脚”→“页码”下拉按钮，在打开的下拉列表“预设样式”栏中选择一种样式；或者选择“页码”选项，打开“页码”对话框，如

图 3-44 所示，选择编码样式为“1，2，3…”，起始页码设为“1”，然后单击“确定”按钮。

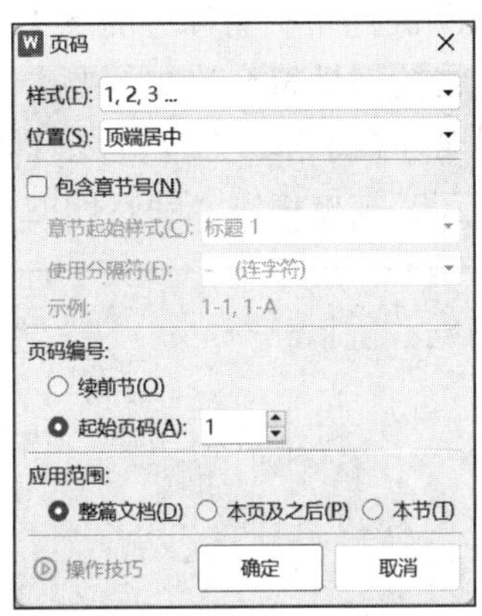

图 3-44　“页码”对话框

按照类似操作，将中英文摘要的页码设置为“i，ii，iii…”；将目录的页码设置为“I，II，III…”。

操作提示：选择“页眉页脚”→“选项”组中的“奇偶页不同”复选框后，要确保已经插入合适的分节符（下一页），同时每节插入页眉时必须取消“页眉同前节”复选框，因为 WPS 默认后一节的页眉与前一节相同。

9. 打印预览

打印预览功能用于模拟显示打印设置的效果，可供用户在打印之前浏览论文排版的外观效果，以免出现错误。

1）预览。选择“文件”→“打印”→“打印预览”命令，打开打印预览窗口，左侧窗格显示打印设置，右侧窗格显示文档的预览效果。单击窗口下部的左右 ‹ 6 /共52页 › 按钮，可以翻页浏览；拖动显示比例滚动条上的滑块，可以调整文档页面显示的大小，如图 3-45 所示。

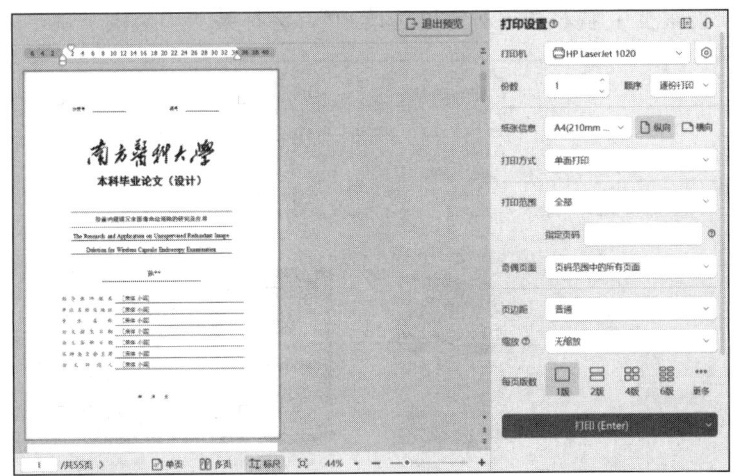

图 3-45　打印预览

2）打印。选择“文件”→“打印”→“打印”命令，打开“打印”对话框，如图3-46所示，设置打印份数、打印页数等。单击默认打印机名称右侧的“属性”按钮，可以为该打印机设置部分打印参数；单击默认打印机名称旁的下三角按钮，选择所连接的打印机型号或添加打印机。当打印机和文档的属性符合论文的要求时，单击“确定”按钮。

操作提示：若论文中的个别地方做了修改且不需要打印整篇文档，则可在“页码范围”栏选中“页码范围”单选按钮，在文本框中输入要打印的页码。

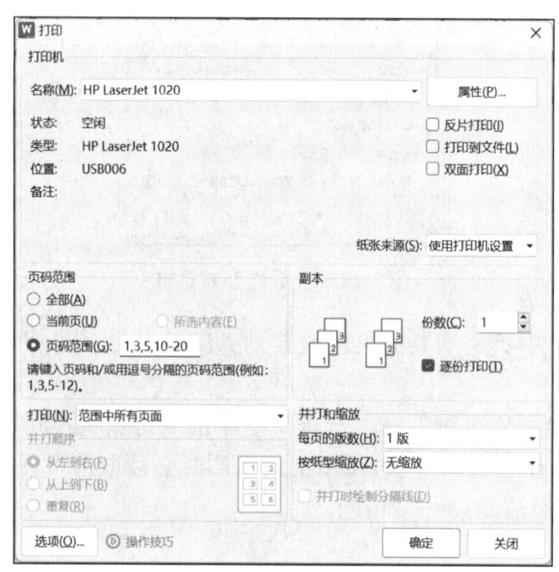

图3-46 打印部分页

10. 使用模板

模板是一种框架，包含一系列文字和样式等项目。WPS文字用模板创建文档，除了通用型空白文档模板之外，还内置了多种文档模板。另外，Office.com网站还提供了大量的报表、标签、名片、合同、简历等特定功能文档模板。

1）按照系统模板新建请柬主文档。选择“文件”→“新建”→“新建”命令，打开新建文档窗口，在搜索框中输入“学术会议邀请函”，选择某一个模板下载，如图3-47所示。

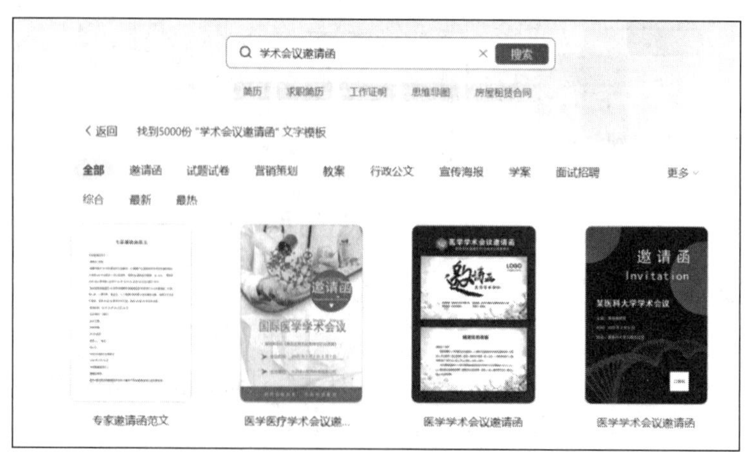

图3-47 选择请柬模板

在文档中编辑文字内容后，选择“文件”→“另存为”命令，打开“另存为”对话框，保存文件“请柬主文档.docx”，可以将其作为邮件合并的主文档。

2）编辑请柬文档。输入文字，设计版式，如图 3-48 所示。

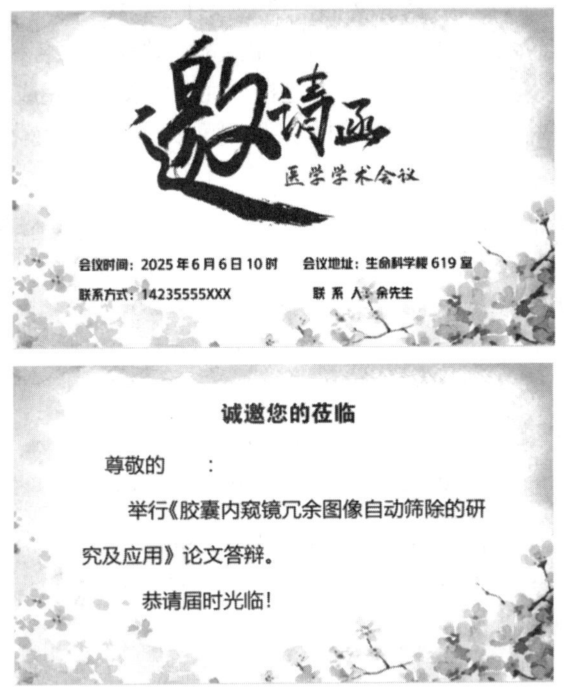

图 3-48　编辑请柬

3）制作请柬模板。除了使用 WPS 已安装的模板和 Office.com 提供的在线模板之外，还可以制作属于自己的模板，避免重复性的格式设置。

选择“文件”→“另存为”命令，打开“另存为”对话框，选择保存类型为“WPS 模板”，输入文件名“请柬模板”，单击“保存”按钮，获得请柬模板文件“请柬模板.dotx”，以供借鉴。

11. 邮件合并

毕业答辩的时间已经安排好了，专业邀请函也设计好了，现在应该考虑怎样批量打印请柬并通知与毕业答辩有关的教师参加，以及邀请一些要好的同学来加油捧场了。邀请函的主要内容基本是相同的，只是具体姓名和称谓等有变化，WPS 文字的邮件合并功能正好满足处理邀请函的要求。

1）建立数据源。邀请参加答辩的人员名单如图 3-49 所示，该数据源来自“邀请参加答辩的人员名单.docx”文档中的一张表格。

姓名	称谓
张　晓	老师
李立丽	老师
王　武	老师
赵小乐	老师
孙　菰	老师
吴文嫣	同学
唐真真	同学

图 3-49　邀请参加答辩的人员名单

2）编辑请柬主文档。打开事先设计好的毕业答辩请柬 WPS 文档“请柬主文档.docx”，删除原来输入的具体姓名和称谓两个部分的内容。单击“邮件合并”→“编写和插入域”→“插入合并域”按钮，打开“插入域”对话框，选择域名插入。插入合并域时，系统自动添加各个参加者的信息。

3）连接数据源文件。单击“邮件合并”→“开始邮件合并”→“打开数据源”下拉按钮，在打开的下拉列表中选择“打开数据源”选项，打开“选取数据源”对话框，选择“邀请参加答辩的人员名单.docx”数据源文件，单击“打开”按钮。

4）向主文档插入合并域。将光标定位在请柬主文档要添加姓名和称谓的位置，单击“插入合并域”按钮，打开“插入域”对话框，选择“姓名”选项，完成一个合并域的插入。同样地，将“称谓”合并域插入。对合并域的文字格式可以适当进行美化修饰，如图 3-50 所示。

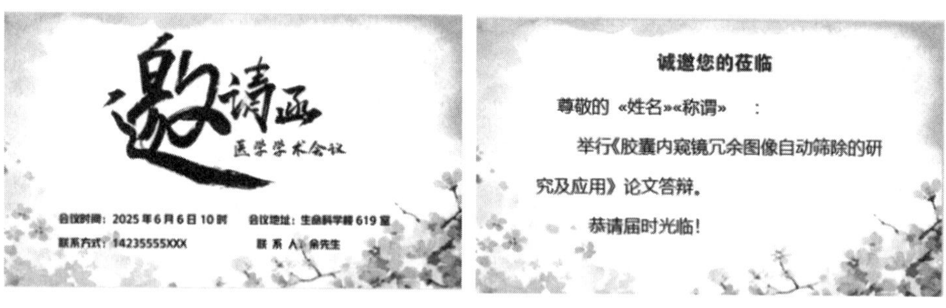

图 3-50　插入了全部合并域的请柬

5）合并数据源到新文档。单击“邮件合并”→“预览结果”→“查看合并数据”按钮，单击“邮件合并”→“完成”→“合并到新文档”按钮，打开“合并到新文档”对话框，选择“全部”单选按钮，单击“确定”按钮。

6）打印全部请柬。选择“文件”→“另存为”命令，打开“另存为”对话框，将文档保存为“全部请柬.docx”，将所有被邀请参加答辩会的人员的请柬保存为一个新的文档。选择“文件”→“打印”命令，预览后，可将全部请柬打印出来。

操作提示：

① 单击“邮件合并”→“查看合并数据”按钮，可以预览全部请柬的打印效果。单击“首记录”“上一条”“下一条”“尾记录”按钮，可以逐页预览。单击“查找收件人”按钮，可以预览具体某个人的请柬。

② 单击“邮件合并”→“完成”→“合并到打印机”按钮，可以直接打印输出；单击“合并发送”按钮，可以将邀请函以电子邮件形式发出，或者发送至微信。

四、实验思考

1）如何轻松浏览长文档？
2）如何进行文档的审阅、批注与保护？
3）如何双面打印论文？

实验 3.4　演示文稿的制作与美化

一、实验目的

1）熟悉 WPS 演示工作窗口与功能区的构成。
2）掌握创建演示文稿的基本过程及设计原则。

3）掌握幻灯片版式的使用和利用母版视图统一设置页面格式和页面布局的方法，以及主题的应用和编辑主题的常用方法。

4）掌握插入图形和 SmartArt、视频、音频的方法。

5）掌握不同视图方式对“幻灯片”编辑的作用。

6）掌握绘制普通图形的基本过程。

7）掌握幻灯片的动画和超链接技术。

8）掌握放映演示文稿的方法。

二、实验环境

Windows 操作系统支持下的 WPS Office（教育版）。

三、实验内容

1）文字素材整理。打开素材资料“大模型驱动医疗人工智能变革.rtf”文档，查看目录，如图 3-51 所示。从 5 个要点制作演示文稿，要求每个要点整理出的文字内容不超过 200 字。

目录

时代背景……………………………………………………1
技术优势……………………………………………………2
应用成果……………………………………………………3
面临挑战……………………………………………………4
未来展望……………………………………………………5

图 3-51　素材

2）启动 WPS 演示，浏览工作窗口与文档窗口的组成，了解功能区的设置和使用特点。

操作提示：启动 WPS 演示后，新建空白演示文稿，进入 WPS 演示操作窗口。从上到下熟悉工作窗口的各个组成部分：标题栏、功能区、幻灯片浏览窗格、幻灯片窗格、备注区、状态栏。

3）新建演示文稿，添加不同版式幻灯片，将“大模型驱动医疗人工智能变革.rtf”的内容导入幻灯片中，要求包括封面、目录、内容页、片尾页、图片页等，幻灯片数不少于 6 张。

操作提示：单击“开始”→“幻灯片”→“新建幻灯片”下拉按钮，在打开的下拉列表中选择“从文字大纲导入”选项，打开“插入大纲”对话框，选择“大模型驱动医疗人工智能变革.rtf”，单击“打开”按钮，导入文档。在幻灯片的占位符框内输入文字。封面可以添加演示文稿的标题（类似文章的题目）、制作者姓名和制作日期等；目录页可以添加目录要点；内容页展开描述每个目录要点的详细内容；片尾页添加致谢内容。

4）插入图片。至少插入一张与“大模型驱动医疗人工智能变革”相关的图片。对图片进行裁剪，设置图片的大小和外观样式。

操作提示：若图片位于 Web 网页内，则可选择复制/粘贴命令，将图片复制到 WPS 演示中；若图片以文件形式存放于本地计算机内，则在 WPS 演示中单击“插入”→“图形和图像”→“图片”下拉按钮，在打开的下拉列表中选择“本地图片”选项，打开“插入图片”对话框，选择图片文件的路径和文件名；也可通过豆包生成图片。单击幻灯片中的图片，单击“图片工具”→“图片样式”→“智能抠图”按钮，打开“AI 抠图”窗口，进行修改和删除操作，调整图片色彩、亮度、对比度等；可以设置图片的样式外观；可以裁剪图片和设置图片的宽度、高度。

5）插入视频。至少插入一个与“大模型驱动医疗人工智能变革”相关的视频。可以利用百度搜索视频，将链接网址复制到 WPS 演示中。

操作提示：在 WPS 演示中选择幻灯片中的某一个对象，单击“插入”→“链接”→“超链接”下拉按钮，在打开的下位列表中选择“文本或网页”选项，打开“插入超链接”对话框，输入在线视频的 URL（搜索视频的网址）。插入 WPS 演示本地视频，可以在“视频工具”选项卡下单击“播放”→“播放”按钮，同时可以设置视频外观和控制播放。

6）至少插入一个 SmartArt 图形，可以手工绘制、添加内容，也可以将幻灯片中的文本转换为 SmartArt 图形。

操作提示：在 WPS 演示中选中要转换的文本，单击“转智能图像”中“SmartArt”选项，先选择形状。

7）在以上操作的基础上，应用一种主题统一幻灯片风格。练习修改主题的颜色、字体、效果和背景。

操作提示：在 WPS 演示中单击“设计”→“主题”组右侧下三角按钮，打开主题列表，选择一种主题方案，统一幻灯片外观。修改主题颜色、字体，可单击“设计”→“主题”组中的“配色方案”“统一字体”按钮；修改主题背景，可单击“设计”→“背景版式”组中的“背景”按钮，在打开的下拉列表中选择相应选项；修改主题效果，通常是在选择主题后，单击“设计”→“效果”按钮，在打开的下拉列表中进行设置。

8）切换到幻灯片母版视图下，设置至少两个幻灯片版式的格式，包括字体、字号、对齐方式、文字颜色等。切换到普通视图，查看每一页幻灯片，要求页面整体美观。

操作提示：在 WPS 演示中，单击“视图”→“母版视图”→“幻灯片母版”按钮，打开“幻灯片浏览”窗格，单击“标题幻灯片”，然后在幻灯片窗格中依次单击占位符框，接着单击“开始”→“字体”组中的按钮，设置文本的字体、字号、字形、下划线、颜色等；单击“开始”→“段落”组中的按钮，设置段落的对齐方式、项目符号和编号、提升和降低列表级别等；右击幻灯片空白处，在弹出的快捷菜单中选择“设置背景格式”命令，打开“对象属性”任务窗格，设置幻灯片的背景为图案、纯色、图片等。在“幻灯片浏览”窗格中，单击“标题和内容”幻灯片，按照前述方法设置该版式幻灯片的格式。

9）设计幻灯片的目录页。在目录页中插入超链接，能够跳转到相应的幻灯片；在跳转的幻灯片中插入动作按钮，能够返回目录页。

操作提示：先定位到目录页，选择某条目录内容，单击“插入”→“链接”→“超链接”下拉按钮，在打开的下拉列表中选择“本文档幻灯片页”选项，打开“超链接”对话框，“请选择文档中的位置”列表中选择链接到该目录对应的页面。定位到内容页，单击“插入”→“图形和图像”→“形状”按钮，在打开的列表中选择“动作按钮”中的“动作按钮：后退或前一项”图标，在“动作设置”对话框中选择“超链接到”单选按钮，在打开的下拉列表中选择目录页所在的幻灯片。

10）添加两种不同版式幻灯片之间的切换方式，设置切换的方向、序列、声音和换片方式等。观察切换的放映效果，要求幻灯片切换自然，视觉体验舒适。

操作提示：在 WPS 演示中单击“切换”→“切换”组的下三角按钮，在打开的列表中选择一种幻灯片切换效果；单击“效果选项”下拉按钮，在打开的列表中选择切换的方向；单击“速度和声单”→“声音”文本框右侧下拉按钮，在打开的列表中选择一种声音和持续时间；在“换片方式”组中设置单击鼠标时换片或者自动换片。

11）给封面幻灯片和封底幻灯片添加至少两个动画，设置动画的方向、序列等效果。观察动画的放映效果，要求动画生动灵活，视觉体验舒适。

操作提示：在 WPS 演示中单击“动画”→“动画”组的下三角按钮，在打开的列表中选择一种动画效果；单击“动画属性”下拉按钮，在打开的下拉列表中选择一种动画的方向；选择“动画”菜单“添加动画”选项，可以为同一对象添加进入、强调、退出的动画；在“计时”组中设置动画的开始方式、持续时间，以及延迟时间。

12）手工放映全部幻灯片，观察放映效果。

操作提示：在 WPS 演示中单击“放映”→“开始放映”→“从头开始”按钮。

13）设置排练计时，将放映方式设置成“在展台浏览”，观察自动放映效果。

操作提示：在 WPS 演示中单击“放映”→“放映设置”→“放映设置”下拉按钮，在打开的下拉列表中选择“放映设置”选项，打开“设置放映方式”对话框，在“放映类型”栏选中“展台自动循环放映（全屏幕）”单选按钮；单击“放映”→“放映设置”→“排练计时”下拉按钮，选择“排练全部”选项，进入录制界面，为每张幻灯片录制播放时间。

四、实验思考

1）版式是什么？创建幻灯片时使用版式有什么好处？

2）如何插入本地计算机图片、联机图片和 Internet 上的图片？

3）如何插入视频和音频？如何控制播放？

4）如何绘制普通图形和 SmartArt？

5）在幻灯片浏览窗格中，如何调整幻灯片的顺序？如何复制和移动幻灯片？如何删除幻灯片？如果有多张幻灯片需要编辑，那么应该如何操作？

6）如何设计演示文稿的格式和风格？主题和母版各自有什么作用？

7）如何给同一对象添加两个动画？

8）如何设置切换动画的方向？如何根据幻灯片的内容恰当地添加动画？如何完成幻灯片的切换？

9）如何设计交互式演示文稿？超链接和动作按钮各自的优点和缺点是什么？是否有其他方法能够替代。

10）排练计时的作用是什么？如何设计演示文稿的自动放映？

11）如何在幻灯片放映过程中播放演示者的录音或影像？

实验 3.5　医学文书多媒体展示

一、实验目的

1）掌握演示文稿目标的设定和整体规划的设计。

2）熟悉幻灯片内容整理与编辑及多媒体设计与美化。

3）掌握案例多媒体展示的方法。

二、实验环境

Windows 10 操作系统支持下的 WPS Office（教育版）。

三、实验内容

打开素材资源“胶囊内窥镜冗余图像自动筛除的研究及应用.docx”文档，制作一份演示文稿，用于毕业论文答辩的多媒体展示。

1. 制作案例演示文稿

本节主要包括两部分内容，一是幻灯片内容整理与编辑，二是多媒体设计与美化。其具体实现步骤如下。

（1）准备文字素材

操作提示：从毕业论文 WPS 文字文档中复制目录到新的 WPS 文字文档中，删除每一级目录的超链接，并根据汇报需要调整目录内容，然后保存为.rtf 格式文件，如图 3-52 所示。

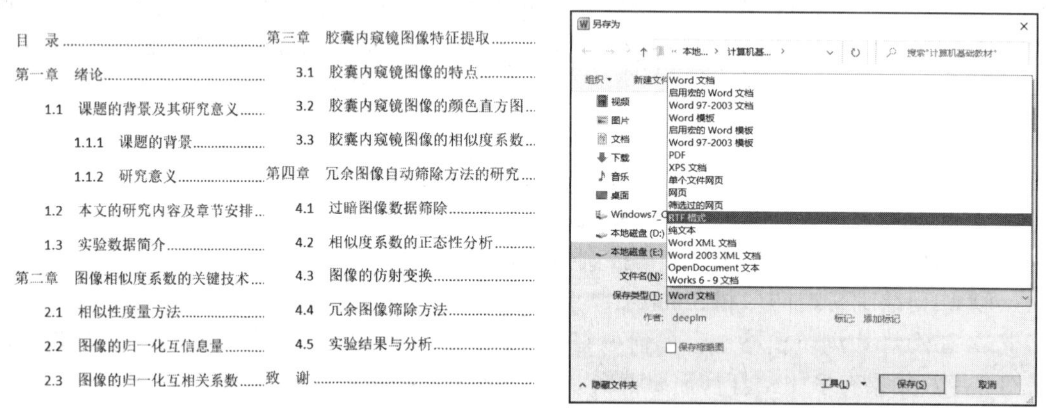

目　录

第一章　绪论
1.1　课题的背景及其研究意义
1.1.1　课题的背景
1.1.2　研究意义
1.2　本文的研究内容及章节安排
1.3　实验数据简介
第二章　图像相似度系数的关键技术
2.1　相似性度量方法
2.2　图像的归一化互信息量
2.3　图像的归一化互相关系数
第三章　胶囊内窥镜图像特征提取
3.1　胶囊内窥镜图像的特点
3.2　胶囊内窥镜图像的颜色直方图
3.3　胶囊内窥镜图像的相似度系数
第四章　冗余图像自动筛除方法的研究
4.1　过暗图像数据筛除
4.2　相似度系数的正态性分析
4.3　图像的仿射变换
4.4　冗余图像筛除方法
4.5　实验结果与分析
致　谢

（a）目录内容　　（b）保存为.rtf 格式文件

图 3-52　准备素材

（2）制作演示文稿封面

操作提示：新建空白演示文稿，单击添加第一张幻灯片，标题输入毕业论文题目“胶囊内窥镜冗余图像自动筛除的研究及应用”，副标题输入汇报人和单位。

（3）插入文本

操作提示：单击“开始”→“幻灯片”→“新建幻灯片”按钮，在打开的下拉列表中选择“从文字大纲导入”选项，打开“插入大纲”对话框，选择保存的.rtf 格式文件，将目录文档插入演示文稿中，如图 3-53 所示。如果没有大纲文档，则需要逐一新建幻灯片，添加文本内容。

（4）应用主题统一的演示文稿风格

操作提示：单击“设计”→“主题”中的“蓝色医疗卫生简约风”主题，应用到所有幻灯片。

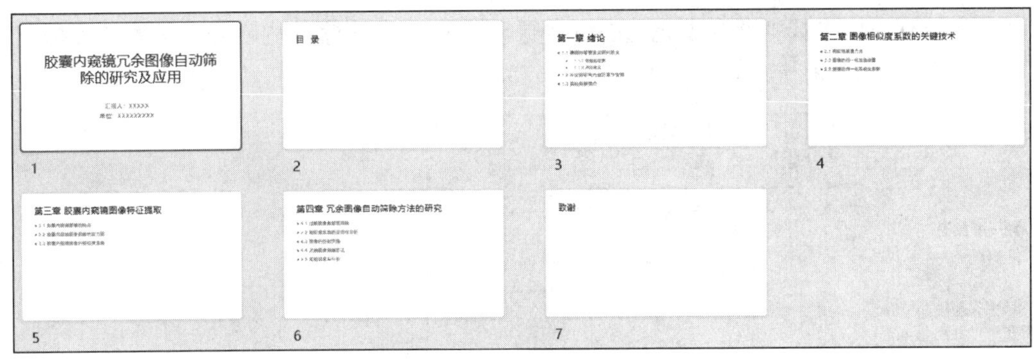

图 3-53 在演示文稿中插入文档

(5)使用母版设计页面字体和布局

操作提示：单击“视图”→“母版视图”→“幻灯片母版”按钮，在打开的幻灯片窗格中单击“标题和内容版式”。

① 调整占位符框的大小和位置。缩短标题占位符框的高度，拉大正文占位符框的高度，并调整它们在页面的位置，使其更适应页面内容。

② 依次设置标题的格式为华文行楷、左对齐、40 号、深蓝色。设置正文的垂直对齐方式为顶端对齐，一级正文格式为楷体、32 号、左对齐、箭头项目符号，二级正文格式为隶书、28 号、左对齐。

③ 单击“视图”→“演示文稿视图”→“幻灯片浏览”按钮，选择第 2～7 张幻灯片，单击“开始”→“幻灯片”→“版式”下拉按钮，在打开的下拉列表中选择“标题和内容”版式，将第 2～7 张幻灯片应用“标题和内容”版式。设计效果如图 3-54 所示。

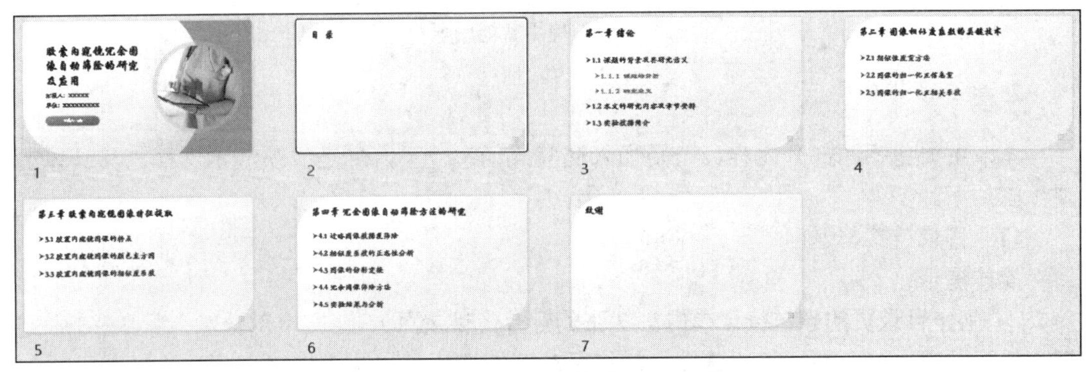

图 3-54 应用主题和母版统一幻灯片格式

(6)使用智能图形

操作提示：单击第 3 张幻灯片，选中所有的正文文本，右击，在弹出的快捷菜单中选择“转换为智能图形”→“水平项目符号列表”选项，如图 3-55（a）所示；然后适当调整文字内容和字体，效果如图 3-55（b）所示。将第 4、5 张幻灯片的正文文本转换为智能图形中的“连续块状流程”，第 6 张幻灯片的正文文本转换为智能图形中的“垂直图片重点列表”，效果如图 3-55（c）和（d）所示。

(7)插入艺术字

操作提示：选择第 7 张幻灯片，单击“插入”→“文本”→“艺术字”下拉按钮，在打开的下拉列表中选择“渐变填充：中海洋绿，倒影”，艺术字的内容是“恳请批评指正”，格式为华文行楷、88 号、粗体。

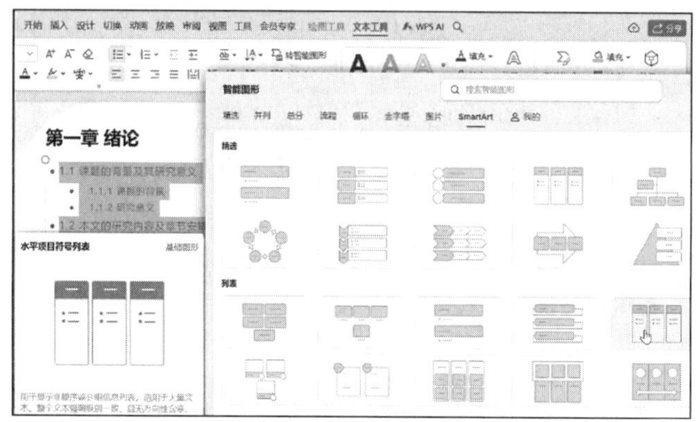

（a）转换为智能图形

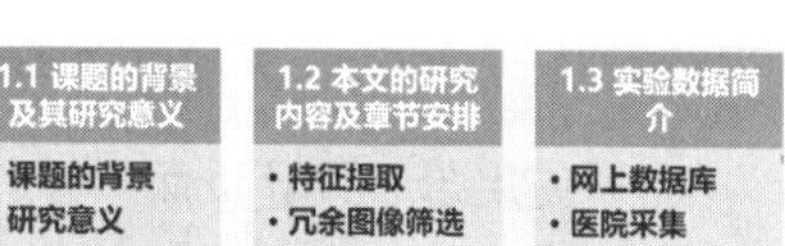

（b）第 3 张幻灯片转换效果

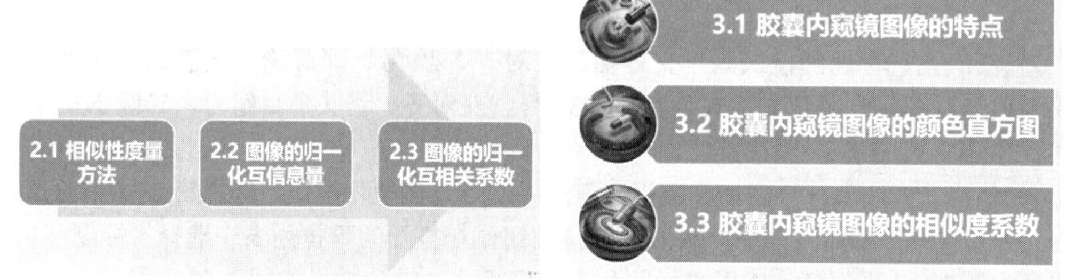

（c）第 4 张幻灯片转换效果　　（d）第 6 张幻灯片转换效果

图 3-55　使用智能图形

2. 案例多媒体展示

本节主要包括两部分内容，一是加入交互式动态效果，二是放映演示文稿。其具体实现步骤如下。

（1）目录链接与返回

操作提示：

① 制作目录页的超链接。单击第 2 张幻灯片（目录页），在文本部分输入第 3～6 张幻灯片的标题文本，分别插入超链接，链接至对应幻灯片，如图 3-56（a）和（b）所示。

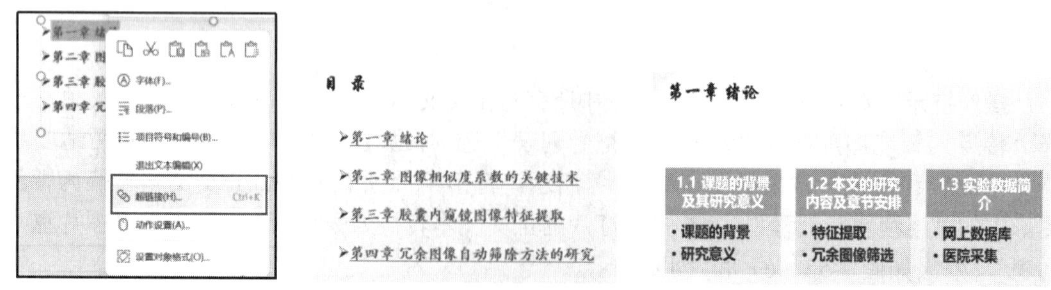

（a）插入超链接　　（b）目录的超链接　　（c）动作按钮返回目录

图 3-56　目录链接与返回

② 制作链接返回。单击“插入”→“图形和图像”→“形状”下拉按钮，在打开的下拉列表中选择“动作按钮”栏中的图标，在第 3 张幻灯片的右下角绘制“动作按钮：后退或前一项”，超链接至第 2 张幻灯片。

③ 动作复制。依次将此动作按钮复制到第 4、5 张幻灯片的右下角。放映时，单击目录的超链接，可跳转至对应的幻灯片；单击动作按钮，又可以返回目录页，如图 3-56（c）所示。

（2）设置幻灯片切换

操作提示：在幻灯片浏览窗格按 Ctrl 键，单击第 1、7 张幻灯片，添加幻灯片切换效果为“溶解”，其他默认设置。

（3）添加幻灯片动画

操作提示：

① 设置第 1 张幻灯片动画。单击第 1 张幻灯片，为标题和副标题添加动画，效果为“擦除”，“效果选项”分别为自顶部和自底部，“开始”分别为“单击”和“上一动画之后”。

② 设置第 7 张幻灯片动画。单击第 7 张幻灯片，添加艺术字动画，效果为“弹跳”，文本属性为“逐字播放”，开始为“上一动画之后”。

（4）幻灯片放映

操作提示：按默认的手动放映方式进行多媒体展示。单击“放映”→“开始放映”→“从头开始”按钮，或者直接单击状态栏中的“从当前幻灯片开始播放”按钮，即可全屏放映演示文稿。演示文稿的最终显示效果如图 3-57 所示。

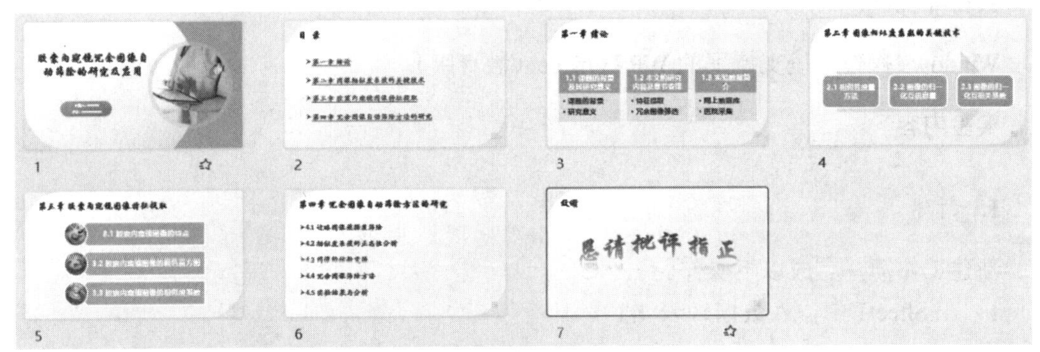

图 3-57　演示文稿的最终显示效果

四、实验思考

制作一个医学综合案例。（至少 10～20 张幻灯片，并在幻灯片中插入或编辑不同类型的对象；应用幻灯片主题、模板、背景和配色方案进行幻灯片美化；设置切换、动画、超链接等效果。）

第 4 章 医学电子表格处理与数据分析

实验 4.1　WPS 表格基本操作

一、实验目的

1）理解工作簿、工作表、单元格、单元格地址、引用等基本概念。
2）掌握工作簿的建立与存储操作方法。
3）掌握常见的数据输入方法。
4）掌握数据自动填充及下拉列表的操作方法。
5）掌握工作表格式化的操作方法。

二、实验环境

Windows 操作系统支持下的 WPS Office（教育版）。

三、实验内容

1. 新建

新建工作簿，完成以下操作。

1）在 Sheet1 中输入数据（表 4-1）。

表 4-1　数据表

住院号	姓名	科室	性别	诊断	病区	入院日期	住院天数	应交费用
9105001	郑成	内四	男	支气管炎	呼吸系统	2024/8/6	12	2720.4
9105002	张三	内一	女	冠心病	心血管系统	2024/8/10	3	2074
9105003	杨树立	内二	女	急性肾炎	泌尿系统	2024/8/10	3	1452.5
9105004	孙中	内四	男	肺气肿	呼吸系统	2024/8/17	4	1455
9105005	钱玉	内三	男	胃炎	消化系统	2024/8/17	4	1784
9105006	钱艳	内二	男	膀胱结石	泌尿系统	2024/8/13	5	1663.35
9105007	钱天天	内一	女	急性心肌炎	心血管系统	2024/8/20	5	1772
9105008	钱明	内一	男	冠心病	心血管系统	2024/8/6	9	2954

2）将 Sheet1 改名为“住院情况一览表”。
3）将文件分别保存为“住院情况一览表.et”和“住院情况一览表.xlsx”。

操作提示：可以使用序列自动填充方式，输入“住院号”的相关数据。在 A2 和 A3 单元格中，先输入数据“9105001”及“9105002”，然后选定 A2:A3 单元格区域，拖动填充柄填充数据。

2. *表格操作*

打开素材资料“工作表格式化.et”工作簿，在原始表中进行相应的数据操作，操作结果如图 4-1 所示。

	A	B	C	D	E	F	G
1	科室用药一览表						
2	科室	药品类型	药品名称	数量	单位	单价	金额
3	测试病区护士站	西药	萄糖氯化钠注射液(2	**11**	瓶	6.06	¥66.66
4	妇科护士站	西药	%氯化钠注射液(100	**12**	瓶	6.16	¥73.92
5	妇科护士站	中成药	红核妇洁洗液	4	盒	28.50	¥114.00
6	骨二区护士站	中成药	跌打生骨片	**10**	盒	55.00	¥550.00
7	骨二区护士站	西药	甲硝唑氯化钠注射液	1	袋	1.81	¥1.81
8	骨二区护士站	西药	炉甘石洗剂	1	瓶	1.77	¥1.77
9	骨二区护士站	中成药	少林跌打止痛膏	1	盒	15.60	¥15.60
10	骨二区护士站	西药	生理氯化钠溶液(500m	8	瓶	5.63	¥45.04
11	骨三区护士站	西药	氯霉素滴眼液	1	盒	2.87	¥2.87
12	骨三区护士站	中成药	云南白药气雾剂	1	盒	34.00	¥34.00
13	骨一区护士站	西药	萄糖氯化钠注射液(2	**18**	瓶	6.06	¥109.08
14	骨一区护士站	西药	甘露醇注射液	**13**	瓶	6.00	¥78.00
15	骨一区护士站	中成药	云南白药气雾剂	1	盒	34.00	¥34.00

图 4-1　格式化工作表操作结果示意图

1）在第一行前插入新行，并在 A1 单元格中输入“科室用药一览表”。A1 单元格格式设置为“黑体、18 号字、跨列居中(A:G)”。

2）设置 A2:G2 单元格区域的格式。

① 黑体，12 号字，字体颜色为白色。

② 设置单元格填充颜色为深蓝色。

③ 设置行高为 20。

3）设置 A3:G15 单元格区域的格式。

① 对齐方式：水平居中、垂直居中。

② 设置行高为 18。

4）为 G 列数据加上“¥”符号。

5）设置 B3:B15 单元格区域的数据用下拉列表选择，列表的选项为“西药和中成药”。

操作提示：选定 B3:B15 单元格区域，单击“数据”→“数据工具”→“下拉列表”按钮，打开“插入下拉列表”对话框，选中“手动添加下拉选项”单选按钮，添加“西药”和“中成药”，如图 4-2 所示。

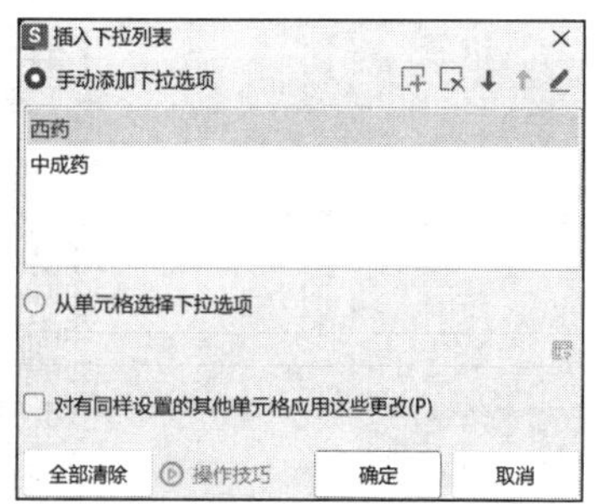

图 4-2　添加下拉列表

6）在 D3:D15 单元格区域，将数量大于或等于 10 的数据用红色的加粗字体显示。

操作提示：选定区域，单击“开始”→“样式”→“条件格式”下拉按钮，在打开的下拉列表中选择“突出显示单元格规则”→“其他规则”选项，打开“新建格式规则”对话框，在“选择规则类型”栏中选择“只为包含以下内容的单元格设置格式”选项，进行设置。

四、实验思考

1）扩展名“.et”是什么文件，与“.xlsx”文件有什么区别和联系？
2）如何保护工作簿？
3）删除单元格与清除单元格的区别是什么？
4）如何实现编号自动填充？
5）如何隐藏工作表中的列？

实验 4.2 公式与函数的使用

一、实验目的

1）了解公式和函数的构成形式。
2）掌握公式和函数的输入方法。
3）学会使用公式完成工作表的计算。
4）掌握常用函数的使用方法。

二、实验环境

Windows 操作系统支持下的 WPS Office（教育版）。

三、实验内容

打开素材资源“公式与函数.et”工作簿。

1. Sheet1 工作表中操作

在 Sheet1 工作表中完成以下操作，操作结果如图 4-3 所示。

	A	B	C	D	E	F	G	H	I
1	科室	自定义码	药品类型	药品名称	数量	单位	单价	金额	类型码
2	妇科护士站	1002	西药	.9%氯化钠注射液(100ml	12	瓶	6.16	73.92	XY
3	妇科护士站	1003	中成药	红核妇洁洗液	4	盒	28.50	114.00	ZCY
4	骨二区护士站	1004	中成药	跌打生骨片	10	盒	55.00	550.00	ZCY
5	骨二区护士站	1005	西药	甲硝唑氯化钠注射液	1	袋	1.81	1.81	XY
6	骨二区护士站	1006	西药	炉甘石洗剂	1	瓶	1.77	1.77	XY
7	骨二区护士站	1007	中成药	少林跌打止痛膏	1	盒	15.60	15.60	ZCY
8	骨二区护士站	1008	西药	生理氯化钠溶液(500ml)	8	瓶	5.63	45.04	XY
9	骨三区护士站	1009	西药	氯霉素滴眼液	1	盒	2.87	2.87	XY
10	骨三区护士站	1010	中成药	云南白药气雾剂	1	盒	34.00	34.00	ZCY
11	骨一区护士站	1011	西药	葡萄糖氯化钠注射液(250	18	瓶	6.06	109.08	XY
12	骨一区护士站	1012	西药	甘露醇注射液	13	瓶	6.00	78.00	XY
13	骨一区护士站	1013	中成药	云南白药气雾剂	1	盒	34.00	34.00	ZCY
14	急诊科护士站	1014	西药	乳酸钠林格注射液	3	瓶	6.62	19.86	XY
15	神经外科护士站	1015	西药	奥美拉唑肠溶胶囊	1	盒	1.12	1.12	XY
16	神经外科护士站	1016	西药	地塞米松磷酸钠注射液	2	盒	4.60	9.20	XY
17	神经外科护士站	1017	西药	甲硝唑氯化钠注射液	14	袋	1.81	25.34	XY
18	神经外科护士站	1018	西药	氯霉素滴眼液	1	盒	2.87	2.87	XY
19	神经外科护士站	1019	西药	乳酸钠林格注射液	1	瓶	6.62	6.62	XY
20	神经外科护士站	1020	中成药	少林跌打止痛膏	1	盒	15.60	15.60	ZCY
21	手外二区护士站	1021	西药	地塞米松磷酸钠注射液	1	盒	4.60	4.60	XY
22	手外二区护士站	1022	中成药	跌打生骨片	2	盒	55	110	ZCY
23	手外二区护士站	1023	中成药	活血止痛胶囊	1	盒	34.92	34.92	ZCY
24	手外三区护士站	1024	西药	氨咖黄敏胶囊(速效)	2	盒	3.48	6.96	XY
25	手外三区护士站	1025	西药	甘露醇注射液	12	瓶	6	72	XY
26	手外三区护士站	1026	西药	甲硝唑氯化钠注射液	6	袋	1.81	10.86	XY
27	手外三区护士站	1027	西药	维生素B6注射液	2	盒	6.2	12.4	XY
28	手外三区护士站	1028	西药	维生素C注射液	2	盒	3.5	7	XY
29	手外一区护士站	1029	中成药	活血止痛胶囊	5	盒	34.92	174.6	ZCY
30	胸普外科护士站	1030	中成药	跌打生骨片	6	盒	55	330	ZCY
31	胸普外科护士站	1031	中成药	罗浮山风湿膏药	2	盒	64	128	ZCY
32	胸普外科护士站	1032	中成药	湿润烧伤膏(美宝)	1	盒	38.63	38.63	ZCY
33	重症监护室护士站	1033	西药	甘露醇注射液	16	瓶	6	96	XY
34	重症监护室护士站	1034	西药	维生素C注射液	5	盒	3.5	17.5	XY
35	综合二区护士站	1035	中成药	罗浮山风湿膏药	15	盒	64	960	ZCY
36	综合二区护士站	1036	中成药	血栓通注射液	2	盒	20.6	41.2	ZCY
37	综合二区护士站	1037	中成药	云南白药气雾剂	1	盒	34	34	ZCY
38	足踝外科护士站	1038	中成药	跌打生骨片	6	盒	55	330	ZCY
39	足踝外科护士站	1039	中成药	活血止痛胶囊	8	盒	34.92	279.36	ZCY
40	合计							3828.73	

图 4-3 公式与函数操作结果示意图

1）使用公式计算 H 列中药品的金额（金额=单价×数量）。

2）使用 SUM 函数在 H40 单元格中计算所有科室使用药品的总金额。

3）在 I 列中，根据药品类型设定简称。例如，药品类型为中成药，类型码设为“ZCY”；药品类型为西药，类型码设为“XY”。

操作提示：使用 IF 函数完成。访问 WPS 学堂（http://www.wps.cn/learning），搜索关键词“IF 函数”即可获取相关动画教程。

2. Sheet2 工作表中操作

在 Sheet2 工作表中完成以下操作，操作结果如图 4-4 所示。

	A	B	C	D	E	F	G	H	I	J	K	L	M	N
1	当日住院费用统计表													
2											制表日期	2019/8/31		
3	住院号	姓名	科室	性别	诊断	病区	入院日期	住院天数	西药费用	中药费用	每天床位费	护理费	总床位费	应交费用
4	9105001	郑成	内四	男	支气管炎	呼吸系统	2019-08-09	22	850.40	1000.00	80.00	30.00	1760.00	3640.40
5	9105002	张三	内一	女	冠心病	心血管系统	2019-08-10	21	1330.00	442.00	100.00	92.00	2100.00	3964.00
6	9105003	杨树立	内二	女	急性肾炎	泌尿系统	2019-08-10	21	998.00	222.50	30.00	22.00	630.00	1872.50
7	9105004	孙中	内四	男	肺气肿	呼吸系统	2019-08-17	14	880.00	258.00	80.00	37.00	1120.00	2295.00
8	9105005	钱玉	内三	男	胃炎	消化系统	2019-08-17	14	1057.00	414.00	50.00	33.00	700.00	2204.00
9	9105006	钱艳	内二	男	膀胱结石	泌尿系统	2019-08-13	18	788.35	480.00	30.00	45.00	540.00	1853.35
10	9105007	钱天天	内一	女	急性心肌	心血管系统	2019-08-20	11	1033.00	292.00	100.00	97.00	1100.00	2522.00
11	9105008	钱明	内一	男	冠心病	心血管系统	2019-08-06	25	1366.00	900.00	100.00	58.00	2500.00	4824.00
12	9105009	钱国一	内三	男	肠炎	消化系统	2019-08-01	30	1204.00	488.67	50.00	77.00	1500.00	3269.67
13	9105010	钱丹丹	内一	女	心肌炎	心血管系统	2019-08-02	29	1002.00	280.50	100.00	70.00	2900.00	4252.50
14														
15		科室	患者数	应交总费用										
16		内一	4	15562.5										
17		内二	2	3725.85										
18		内三	2	5473.67										
19		内四	2	5935.4										

图 4-4　操作结果示意图

1）在 H 列中，根据制表日期及住院天数求出患者住院的天数。

操作提示：使用 DAYS 函数完成，注意函数中“制表日期”所在单元格的地址需要使用“绝对引用”形式。

2）在 K 列中，根据病区不同填写每天的床位费。规则如下：呼吸系统病区为 80 元/天，心血管系统病区为 100 元/天，泌尿系统病区为 30 元/天，消化系统病区为 50 元/天。

操作提示：使用 IFS 函数完成。

3）使用公式或函数求出床位费及应交费用。

4）在 B15:D19 单元格区域，使用函数求出不同病区的患者人数及应交总费用。

操作提示：使用 COUNTIF 函数完成患者人数的统计，使用 SUMIF 函数求和（使用函数复制时，需要注意函数中单元格地址的形式）。

四、实验思考

1）单元格地址的引用方式有哪些？什么情况下需要使用“绝对引用”形式？

2）IF 函数与 IFS 函数的区别是什么？

3）如何理解函数的意义及用法？

实验 4.3　表格数据库操作

一、实验目的

1）理解数据清单的概念。

2）掌握数据排序的操作方法。

3）掌握数据自动筛选、高级筛选的区别与操作。

4）掌握数据分类汇总的操作，以及对汇总结果的分析与应用。

5）了解数据透视表和数据透视图的使用方法。

二、实验环境

Windows 操作系统支持下的 WPS Office（教育版）。

三、实验内容

打开素材资源“数据库操作.et”工作簿，进行相应的数据操作。

1）在 Sheet1 工作表中，以“科室”为排序关键字进行升序排列。

2）在 Sheet2 工作表中，以“药品类型”为主要关键字、“单价”为次要关键字进行升序排列。

3）在 Sheet3 工作表中，以“单位”为关键字，按照“袋、瓶、盒”序列进行排序，部分操作结果如图 4-5 所示。

	A	B	C	D	E	F	G	H
1	科室	自定义码	药品类型	药品名称	数量	单位	单价	金额
2	骨二区护士站	1005	西药	甲硝唑氯化钠注射液	1	袋	1.81	1.81
3	神经外科护士站	1017	西药	甲硝唑氯化钠注射液	14	袋	1.81	25.34
4	手外三区护士站	1026	西药	甲硝唑氯化钠注射液	6	袋	1.81	10.86
5	测试病区护士站	1001	西药	5%葡萄糖氯化钠注射	11	瓶	6.06	66.66
6	妇科护士站	1002	西药	0.9%氯化钠注射液(1	12	瓶	6.16	73.92
7	骨二区护士站	1006	西药	炉甘石洗剂	1	瓶	1.77	1.77
8	骨二区护士站	1008	西药	生理氯化钠溶液(500r	8	瓶	5.63	45.04
9	骨一区护士站	1011	西药	5%葡萄糖氯化钠注射	18	瓶	6.06	109.08
10	骨一区护士站	1012	西药	甘露醇注射液	13	瓶	6.00	78.00
11	急诊科护士站	1014	西药	乳酸钠林格注射液	3	瓶	6.62	19.86
12	神经外科护士站	1019	西药	乳酸钠林格注射液	1	瓶	6.62	6.62
13	手外三区护士站	1025	西药	甘露醇注射液	12	瓶	6.00	72.00
14	重症监护室护士站	1033	西药	甘露醇注射液	16	瓶	6.00	96.00
15	妇科护士站	1003	中成药	红核妇洁洗液	4	盒	28.50	114.00
16	骨二区护士站	1004	中成药	跌打生骨片	10	盒	55.00	550.00
17	骨二区护士站	1007	中成药	少林跌打止痛膏	1	盒	15.60	15.60
18	骨三区护士站	1009	西药	氯霉素滴眼液	1	盒	2.87	2.87
19	骨三区护士站	1010	中成药	云南白药气雾剂	1	盒	34.00	34.00
20	骨一区护士站	1013	中成药	云南白药气雾剂	1	盒	34.00	34.00
21	神经外科护士站	1015	西药	奥美拉唑肠溶胶囊	1	盒	1.12	1.12
22	神经外科护士站	1016	西药	地塞米松磷酸钠注射	2	盒	4.60	9.20
23	神经外科护士站	1018	西药	氯霉素滴眼液	1	盒	2.87	2.87
24	神经外科护士站	1020	中成药	少林跌打止痛膏	1	盒	15.60	15.60
25	手外二区护士站	1021	西药	地塞米松磷酸钠注射	1	盒	4.60	4.60
26	手外二区护士站	1022	中成药	跌打生骨片	2	盒	55.00	110.00
27	手外二区护士站	1023	中成药	活血止痛胶囊	1	盒	34.92	34.92

图 4-5　自定义排序结果示意图

操作提示：

① 选择“文件”→“选项”命令，打开“选项”对话框，在“自定义序列”选项卡下，

将“袋、瓶、盒”添加进“自定义序列”列表框中。访问 WPS 学堂（http://www.wps.cn/learning），搜索关键词“如何设置自定义序列”即可获取相关动画教程。

② 单击“数据”→“筛选排序”→“排序”下拉按钮，在打开的下拉列表中选择“自定义排序”选项，打开“排序”对话框，选择“单位”为关键字，排序依据选择“数值”，在“次序”下拉列表中选择“自定义序列”选项，打开“自定义序列”对话框，选择上述定义好的“袋、瓶、盒”序列，单击“确定”按钮。

4）在 Sheet4 工作表中，利用自动筛选功能筛选出“药品类型”为“西药”且“数量”大于或等于 10 的记录，操作结果如图 4-6 所示。

操作提示：单击“数据”→“筛选排序”→“筛选”下拉按钮，在打开的下拉列表中选择“筛选”选项，在对应的字段下拉列表中进行操作。

	A	B	C	D	E	F	G	H
1	科室	自定义码	药品类型	药品名称	数量	单位	单价	金额
2	测试病区护士站	1001	西药	5%葡萄糖氯化钠注射	11	瓶	6.06	66.66
3	妇科护士站	1002	西药	0.9%氯化钠注射液(1	12	瓶	6.16	73.92
12	骨一区护士站	1011	西药	5%葡萄糖氯化钠注射	18	瓶	6.06	109.08
13	骨一区护士站	1012	西药	甘露醇注射液	13	瓶	6.00	78.00
18	神经外科护士站	1017	西药	甲硝唑氯化钠注射液	14	袋	1.81	25.34
26	手外三区护士站	1025	西药	甘露醇注射液	12	瓶	6.00	72.00
34	重症监护室护士站	1033	西药	甘露醇注射液	16	瓶	6.00	96.00

图 4-6　自动筛选结果示意图

5）在 Sheet5 工作表中，利用高级筛选功能筛选出“药品类型”为“西药”且“数量”大于或等于 10 的记录，条件区域置于 I1 起始单元格，筛选结果置于 A41 起始单元格，操作结果如图 4-7 所示。

41	科室	自定义码	药品类型	药品名称	数量	单位	单价	金额
42	测试病区护士站	1001	西药	5%葡萄糖氯化钠注射	11	瓶	6.06	66.66
43	妇科护士站	1002	西药	0.9%氯化钠注射液(1	12	瓶	6.16	73.92
44	骨一区护士站	1011	西药	5%葡萄糖氯化钠注射	18	瓶	6.06	109.08
45	骨一区护士站	1012	西药	甘露醇注射液	13	瓶	6.00	78.00
46	神经外科护士站	1017	西药	甲硝唑氯化钠注射液	14	袋	1.81	25.34
47	手外三区护士站	1025	西药	甘露醇注射液	12	瓶	6.00	72.00
48	重症监护室护士站	1033	西药	甘露醇注射液	16	瓶	6.00	96.00

图 4-7　高级筛选结果示意图

操作提示：访问 WPS 学堂（http://www.wps.cn/learning），搜索关键词“高级筛选”即可获取相关动画教程。

① 设置条件区域，如表 4-2 所示，置于 I1:J2 单元格区域。

表 4-2　单元条件设置表

药品类型	数量
西药	>=10

② 单击“数据”→“筛选排序”→“筛选”下拉按钮，在打开的下拉列表中选择“高级筛选”选项，打开“高级筛选”对话框，选中“方式”栏中“将筛选结果复制到其他位置”单选按钮，单击“列表区域”右侧按钮，选中 A1:H40 单元格区域，再单击“条件区域”右侧按钮，选中 I1:J2 单元格区域作为条件区域，在“复制到”文本框中选择 A41。

③ 单击“确定”按钮，即可筛选出结果。

6）在 Sheet6 工作表中，以“药品名称”为分类字段对“金额”进行“求和”分类汇总，操作结果如图 4-8 所示。

	A	B	C	D	E	F	G	H
1	科室	自定义码	药品类型	药品名称	数量	单位	单价	金额
3				0.9%氯化钠注射液(100ml) 汇总				73.92
6				5%葡萄糖氯化钠注射液(250ml) 汇总				175.74
8				氨咖黄敏胶囊(速效) 汇总				6.96
10				奥美拉唑肠溶胶囊 汇总				1.12
13				地塞米松磷酸钠注射液 汇总				13.80
18				跌打生骨片 汇总				1320.00
22				甘露醇注射液 汇总				246.00
24				红核妇洁洗液 汇总				114.00
28				活血止痛胶囊 汇总				488.88
32				甲硝唑氯化钠注射液 汇总				38.01
34				炉甘石洗剂 汇总				1.77
37				罗浮山风湿膏药 汇总				1088.00
40				氯霉素滴眼液 汇总				5.74
43				乳酸钠林格注射液 汇总				26.48
46				少林跌打止痛膏 汇总				31.20
48				生理氯化钠溶液(500ml) 汇总				45.04
50				湿润烧伤膏(美宝) 汇总				38.63
52				维生素B6注射液 汇总				12.40
55				维生素C注射液 汇总				24.50
57				血栓通注射液 汇总				41.20
61				云南白药气雾剂 汇总				102.00
62				总计				3895.39

图 4-8 分类汇总结果示意图

操作提示：访问 WPS 学堂（http;//www.wps.cn/learning），搜索关键词“分类汇总”即可获取相关动画教程。

① 首先对数据清单按照“药品名称”进行排序（升序或降序）。这一步是必要的，否则分类汇总可能出错。

② 单击“数据”→“分级显示”→“分类汇总”按钮，打开“分类汇总”对话框，分类字段选择“药品名称”，汇总方式选择“求和”，汇总项选择“金额”。

③ 单击“确定”按钮，完成分类汇总。第一级是金额的总计，第二级是以项目类别分类的数据汇总，第三级是汇总的详情。

④ 要删除分类汇总，在“分类汇总”对话框中单击“全部删除”按钮即可。

7）在 Sheet7 工作表中，利用数据透视表，统计不同“科室”按“药品类型”使用药品的“金额”总和，操作结果如图 4-9 所示。

J	K	L	M
求和项:金额	列标签		
行标签	西药	中成药	总计
测试病区护士站	66.66		66.66
妇科护士站	73.92	114	187.92
骨二区护士站	48.62	565.6	614.22
骨三区护士站	2.87	34	36.87
骨一区护士站	187.08	34	221.08
急诊科护士站	19.86		19.86
神经外科护士站	45.15	15.6	60.75
手外二区护士站	4.6	144.92	149.52
手外三区护士站	109.22		109.22
手外一区护士站		174.6	174.6
胸普外科护士站		496.63	496.63
重症监护室护士站	113.5		113.5
综合二区护士站		1035.2	1035.2
足踝外科护士站		609.36	609.36
总计	671.48	3223.91	3895.39

图 4-9 数据透视表结果示意图

操作提示：访问 WPS 学堂（http://www.wps.cn/learning），搜索关键词“数据透视表”

即可获取相关动画教程。

① 选中 J1 单元格，单击“插入”→“表格”→“数据透视表”按钮，打开“创建数据透视表”对话框，选择“请选择单元格区域”单选按钮，单击文本框右侧按钮，选择 A1:H40 单元格区域，单击“确定”按钮，打开“数据透视图”任务窗格。

② 从“将字段拖动至数据透视表区域”中拖动“科室”字段到“行”区域，拖动“药品类型”字段到“列”区域，拖动“金额”字段到“Σ值”区域，并单击其下拉按钮，在打开的列表中选择“值字段设置”选项，打开“值字段设置”对话框，选择值汇总方式为“求和”。

四、实验思考

1）在 Excel 排序中，汉字、逻辑值或空格如何排列？

2）在工资表（表 4-3）中，如何利用自动筛选功能筛选出姓“陈”的职工的所有记录，或者筛选出工资最高的 3 名职工的记录？

3）在工资表（表 4-3）中，如何利用分类汇总功能统计不同职称的平均工资？

表 4-3　工资表

部门	姓名	职称	基本工资/元	奖金/元	电话补贴/元
一车间	张三	工程师	1330	442	78
二车间	陈树立	工程师	998	222	14
三车间	钱玉	助工	1057	414	78
二车间	陈艳	助工	788	480	78
一车间	陈明	高工	1366	900	87

4）在体检表（表 4-4）中，如果利用高级筛选功能筛选以下记录，那么如何在表格的空白区域表达下列条件？

表 4-4　体检表

编号	姓名	性别	年龄	身高/cm	体重/kg	收缩压/mmHg	舒张压/mmHg
TJ001	李晓仪	女	35	156	48	120	85
TJ002	苏梓宁	女	40	160	56	122	80
TJ003	高宇辉	男	43	172	68	140	92
TJ004	李燕菲	女	42	165	53	110	82
TJ005	席国锋	男	38	180	62	119	80

① 女性或者舒张压超过 80mmHg 的男性，或者年龄在 40～45 岁的所有人员记录。

② 姓“李”且身高超过 160cm 的女性人员的所有记录。

③ 收缩压在 100～120mmHg 之间（包含 100mmHg 和 120mmHg）且舒张压在 60～80mmHg（包含 60mmHg 和 80mmHg）之间的所有人员记录。

④ 收缩压在 120mmHg 以上（不含 120mmHg）或者舒张压在 80mmHg 以上（不含 80mmHg）的所有人员记录。

5）在成绩表（表 4-5）中，利用高级筛选功能实现如下操作。

① 筛选出各科成绩在 80 分及以上的学生名单。

② 筛选出有科目成绩不及格的学生名单。

表 4-5 成绩表

准考证号	姓名	语文	数学	英语	政治
30130101	曾静怡	72	66	45	72
30130102	聂凤卿	97	82	98	93
30130103	章伟峰	58	74	68	53
30130104	王静怡	100	84	85	95
30130105	袁健锋	87	90	61	35
30130106	于文光	98	65	88	74

实验 4.4 表格图表制作

一、实验目的

1）理解用图表表示数据的意义。

2）掌握制作图表的基本方法。

3）学会选择及修改图表的数据源。

4）掌握修改图表设计、布局及格式的方法。

二、实验环境

Windows 操作系统支持下的 WPS Office（教育版）。

三、实验内容

打开素材资源“图表制作.et”工作簿，进行相应的操作。

在 Sheet1 工作表中，利用 B1:F10 单元格区域数据制作三维簇状柱形图，比较学生的成绩，图表标题设为“学生成绩比较图”，操作结果如图 4-10 所示。

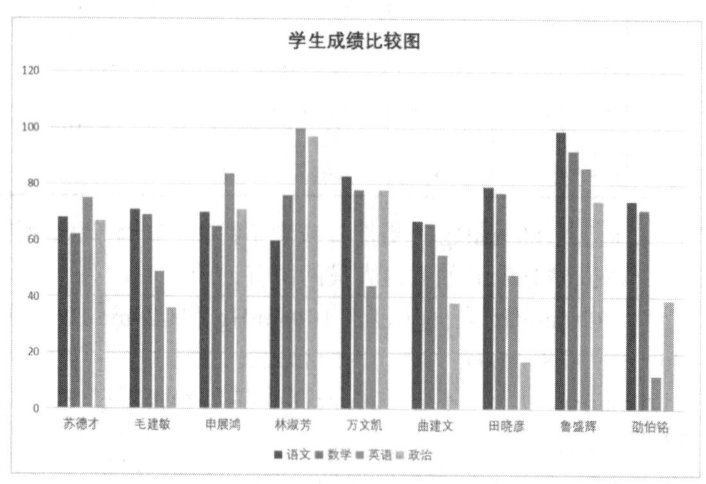

图 4-10 学生成绩比较图

操作提示：

① 选中 B1:F10 单元格区域，单击“插入”→“图表”→“插入柱形图”下拉按钮，在打开的下拉列表中选择“簇状柱形图”。

② 在 Sheet2 工作表中，制作两种降压药对血压影响的散点图（可以自行修改图表选项），操作结果如图 4-11 所示。

③ 在 Sheet3 工作表中，制作降压药随用药次数变化对血压影响的折线图，操作结果如图 4-12 所示。

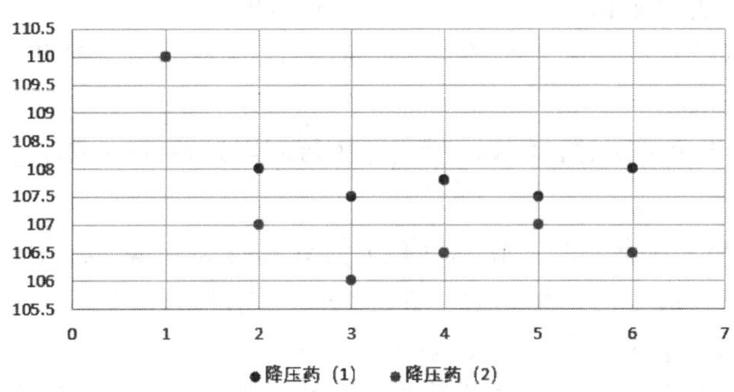

图 4-11　降压药效果比较散点图

	A	B	C	D	E	F	G	H
1	次数	1	2	3	4	5	6	变化趋势
2	降压药（1）	110	108	107.5	107.8	107.5	108	
3	降压药（2）	110	107	106	106.5	107	106.5	

图 4-12　迷你图

操作提示：单击 H2 单元格，单击“插入”→“迷你图”→“迷你图”下拉按钮，在打开的下拉列表中选择“折线”选项，打开“创建迷你图”对话框，“数据范围”选择 B2:G2 单元格区域，单击“确定”按钮，接着将 H2 单元格通过填充句柄复制到 H3 单元格。

四、实验思考

1）迷你图的类型有哪些？

2）制作图表过程中，若数据源选择有误，如何修改？

实验 4.5　医学健康指标计算

一、实验目的

1）医学健康指标计算：运用公式计算体质指数（body mass index，BMI）值，理解体质指数在健康评估中的应用。

2）数据规范化处理：通过 ROUND 函数实现数值精度控制，强化数据标准化意识。

3）统计分析与可视化：利用统计函数（MAX、MIN、AVERAGE）提取身高、体重、血压等生理参数特征值。

4）信息提取与转换：结合 MID、DATE 函数解析身份证编码，实现出生日期自动化转换。

5）时间序列计算：通过 YEARFRAC 与 INT 函数动态计算年龄，训练生物医学数据的时间维度分析能力。

二、实验环境

Windows 10 操作系统支持下的 WPS Office（教育版）。

三、实验内容

打开素材资源“实验 4-14.et”工作簿，进行相应的操作。

1）在 L2:L31 单元格区域中，计算每人的 BMI 值。体质指数（BMI）=[体重（千克）]÷[身高的平方（米^2）]。

2）在 M2:M31 单元格区域，根据 L 列 BMI 值利用函数 ROUND 进行设置，结果保留两位小数。

3）在 H33:L36 单元格区域中，使用函数分别计算身高、体重、收缩压、舒张压和 BMI 这几列数据的最大值、最小值、平均值。计算结果保留两位小数。

4）在 E2:E31 单元格区域中，根据身份证号第 7～14 位的出生日期编码，将其转换为日期类型的数据填入对应单元格，并设置显示结果如图 4-13 所示（提示：可以使用 MID 函数在身份证号中分别提取年、月、日，然后用 DATE 函数获取一个日期值）。

5）在 N2:N31 单元格区域，根据 E 列出生年月和当前系统日期，计算年龄（提示：可以使用 YEARFRAC、INT 等函数实现）。操作结果如图 4-13 所示。

	A	B	C	D	E	F	G	H	I	J	K	L	M	N
1	编号	姓名	身份证	性别	出生年月	婚否	职业	身高(CM)	体重(Kg)	收缩压	舒张压	BMI	BMI保留2位小数	年龄
2	2004	谢某	44140219810911xxxx	男	1981年9月11日	已婚	工人	172	68	110	82	22.98539751	22.99	43周岁
3	2005	黄某	53012119781005xxxx	男	1978年10月5日	未婚	公务员	186	77	130	89	22.25690831	22.26	46周岁
4	2006	赵某	13092819790820xxxx	男	1979年8月20日	已婚	教师	169	68	140	92	23.80869017	23.81	45周岁
5	2007	吴某	34250219840410xxxx	男	1984年4月10日	已婚	公务员	165	70	142	95	25.71166208	25.71	41周岁
6	2009	陈某	22050319810325xxxx	男	1981年3月25日	已婚	公务员	176	63	122	85	20.33832645	20.34	44周岁
7	2011	李某	22088219681211xxxx	男	1968年12月11日	已婚	公务员	165	65	144	98	23.87511478	23.88	56周岁
8	2015	刘某	21010319830927xxxx	男	1983年9月27日	已婚	工人	174	70	111	84	23.1206236	23.12	41周岁
9	2016	黄某	41108119820413xxxx	男	1982年4月13日	已婚	工人	177	70	118	75	22.34351559	22.34	43周岁
10	2017	赵某	36030119750919xxxx	男	1975年9月19日	已婚	教师	170	65	127	89	22.49134948	22.49	49周岁
11	2018	刘某	62242819730209xxxx	男	1973年2月9日	已婚	公务员	172	75	139	99	25.35154137	25.35	52周岁
12	2020	邹某	22072419771206xxxx	男	1977年12月6日	已婚	教师	159	52	123	82	20.56880661	20.57	47周岁
13	2021	朱某	53250219900126xxxx	男	1990年1月26日	未婚	工人	166	59	113	72	21.41094498	21.41	35周岁
14	2024	苏某	34242619790325xxxx	男	1979年3月25日	已婚	教师	175	65	128	88	21.2244898	21.22	46周岁
15	2028	黄某	22030119610429xxxx	男	1961年4月29日	已婚	教师	177	71	138	90	22.66270867	22.66	63周岁
16	2030	洪某	54240019741206xxxx	男	1974年12月6日	已婚	教师	170	60	120	87	20.76124567	20.76	50周岁
17	2001	郭某	21138219850402xxxx	女	1985年4月2日	已婚	公务员	152	48	120	85	20.77562327	20.78	40周岁
18	2002	郑某	43061119800403xxxx	女	1980年4月3日	已婚	教师	167	48	114	81	17.21108681	17.21	45周岁
19	2003	张某	53302419770810xxxx	女	1977年8月10日	已婚	教师	164	50	122	80	18.59012493	18.59	47周岁
20	2008	杜某	37132819800815xxxx	女	1980年8月15日	已婚	公务员	168	65	119	80	23.03004535	23.03	44周岁
21	2010	陈某	51082119640821xxxx	女	1964年8月21日	已婚	教师	173	64	140	90	21.383942	21.38	60周岁
22	2012	万某	61052319751109xxxx	女	1975年11月9日	已婚	教师	164	53	130	87	19.70553242	19.71	49周岁
23	2013	曾某	21110119791006xxxx	女	1979年10月6日	已婚	工人	165	55	115	78	20.2020202	20.2	45周岁
24	2014	陈某	44098319710519xxxx	女	1971年5月19日	已婚	教师	158	47	122	85	18.82711104	18.83	53周岁
25	2019	汪某	21090219720522xxxx	女	1972年5月22日	已婚	工人	167	58	126	78	20.79672989	20.8	52周岁
26	2022	周某	21040419680222xxxx	女	1968年2月22日	已婚	工人	166	51	133	82	18.507766	18.51	57周岁
27	2023	罗某	65280019850603xxxx	女	1985年6月3日	已婚	工人	173	55	113	76	18.37682515	18.38	39周岁
28	2025	周某	42020519830607xxxx	女	1983年6月7日	未婚	公务员	164	60	120	81	22.30814991	22.31	41周岁
29	2026	马某	52038119660412xxxx	女	1966年4月12日	已婚	教师	159	46	133	87	18.19548277	18.2	59周岁
30	2027	颜某	35052419601209xxxx	女	1960年12月9日	已婚	教师	168	50	136	91	17.7154195	17.72	64周岁
31	2029	何某	61042919680907xxxx	女	1968年9月7日	已婚	工人	162	47	124	82	17.90885536	17.91	56周岁
32														
33							最大值	186.00	77.00	144.00	99.00	25.71		
34							最小值	152.00	46.00	110.00	72.00	17.21		
35							平均值	168.10	59.83	125.73	85.00	21.08		

图 4-13　医学健康指标计算结果图

四、实验思考

1）BMI 计算公式在肥胖患者评估中存在局限性（如肌肉量影响），如何结合体脂率等参数构建复合健康评估模型？

2）BMI 保留两位小数，是否符合临床规范，是否达到了临床诊断精度要求。

实验 4.6　条件统计公式

一、实验目的

1）掌握年代数据提取：运用 YEAR、MID 函数实现出生日期到年代标签的精准转换。

2）精通条件统计应用：通过 DAVERAGE、DMAX、DMIN 函数完成代际群体健康指标的多维分析。

3）提升公式工程化能力：构建可复用的条件统计模板公式，掌握跨单元格复制的技巧。

二、实验环境

Windows 操作系统支持下的 WPS Office（教育版）。

三、实验内容

打开素材资源“实验 4-15.et”工作簿，进行相应的操作。

1）在 L2:L31 单元格区域，根据出生日期使用函数计算年代，如 1985 年 6 月 2 日，显示“80”（提示：年代可以使用 MID、YEAR 等函数进行计算）。

2）在 G33:K35 单元格区域，使用数据库函数 DAVERAGE、DMAX、DMIN 统计 70 年代教师或 80 年代教师的身高、体重、收缩压、舒张压和 BMI 的平均值、最大值和最小值。要求在 G33、G34、G35 输入函数，然后用复制方法把公式复制到其他单元格，条件区域放到 G37 开始区域。操作结果如图 4-14 所示。

	A	B	C	D	E	F	G	H	I	J	K	L
1	编号	姓名	性别	出生日期	婚否	职业	身高	体重	收缩压	舒张压	BMI	年代
2	2001	郭某	女	1985年6月2日	已婚	公务员	152	48	120	85	20.78	80
3	2002	郑某	女	1980年4月3日	已婚	教师	167	48	114	81	17.21	80
4	2003	张某	女	1977年8月10日	已婚	教师	164	50	122	80	18.59	70
5	2004	谢某	男	1981年9月11日	已婚	工人	172	68	110	82	22.99	80
6	2005	黄某	男	1978年10月5日	未婚	公务员	186	77	130	89	22.26	70
7	2006	赵某	男	1979年8月20日	已婚	教师	169	68	140	92	23.81	70
8	2007	吴某	男	1984年4月10日	已婚	公务员	165	70	142	95	25.71	80
9	2008	杜某	女	1980年8月15日	已婚	公务员	168	65	119	80	23.03	80
10	2009	陈某	男	1981年3月25日	已婚	公务员	176	63	122	85	20.34	80
11	2010	陈某	女	1964年8月21日	已婚	教师	173	64	140	90	21.38	60
12	2011	李某	男	1968年12月11日	已婚	公务员	165	65	144	98	23.88	60
13	2012	万某	女	1975年11月9日	已婚	教师	164	53	130	87	19.71	70
14	2013	曾某	女	1979年10月6日	已婚	工人	165	55	115	78	20.20	70
15	2014	陈某	女	1971年5月19日	已婚	教师	158	47	122	85	18.83	70
16	2015	刘某	男	1983年9月27日	已婚	工人	174	70	111	84	23.12	80
17	2016	黄某	男	1982年4月13日	已婚	工人	177	70	118	75	22.34	80
18	2017	赵某	男	1975年9月19日	已婚	教师	170	65	127	89	22.49	70
19	2018	刘某	男	1973年2月9日	已婚	公务员	172	75	139	99	25.35	70
20	2019	汪某	女	1972年5月22日	已婚	工人	167	58	126	78	20.80	70
21	2020	邹某	男	1977年12月6日	已婚	教师	159	52	123	82	20.57	70
22	2021	朱某	男	1990年1月26日	未婚	工人	166	59	113	72	21.41	90
23	2022	周某	女	1968年2月22日	已婚	工人	166	51	133	82	18.51	60
24	2023	罗某	女	1985年6月3日	已婚	工人	173	55	113	76	18.38	80
25	2024	苏某	男	1979年3月25日	已婚	教师	175	65	128	88	21.22	70
26	2025	周某	女	1983年6月7日	未婚	公务员	164	60	120	81	22.31	80
27	2026	马某	女	1966年4月12日	已婚	教师	159	46	133	87	18.20	60
28	2027	颜某	女	1960年12月9日	已婚	教师	168	50	136	91	17.72	60
29	2028	黄某	男	1961年4月29日	已婚	教师	177	71	138	90	22.66	60
30	2029	何某	女	1968年9月7日	已婚	工人	162	47	124	82	17.91	60
31	2030	洪某	男	1974年12月6日	已婚	教师	170	60	120	87	20.76	70
32												
33						70/80年代教师平均值	168.50	61.00	123.23	84.45	21.40	
34						70/80年代教师最大值	186.00	77.00	142.00	99.00	25.71	
35						70/80年代教师最小值	152.00	47.00	110.00	75.00	17.21	
36												
37						条件区域：	年代	年代				
38							80					
39								70				

图 4-14　条件统计公式结果图

四、实验思考

1）如何将年代标签与 BMI、血压数据关联，构建代际健康差异模型（如“80 后”教师群体平均 BMI 是否显著高于“70 后”）？

2）思考：若引入 AI 聚类算法，能否发现隐藏的代际健康风险因子。

实验 4.7　基于分段的临床人群统计建模与对比可视化

一、实验目的

1）掌握生物标志物分群统计方法：通过 COUNTIF 函数实现蛋白含量分段统计，训练从原始检测数据到临床人群分类的转化能力。

2）掌握医学数据可视化：运用簇状柱形图呈现正常人/患者的生物标志物分布差异。

二、实验环境

Windows 操作系统支持下的 WPS Office 教育版。

三、实验内容

打开素材资源“实验 4-16.et”工作簿，进行相应的操作。

1）使用 COUNTIF 函数分别统计正常人和患者对应蛋白含量分段值的人数，将操作结果放在以 F4 和 G4 开始单元格的区域。

2）根据统计的人数插入簇状柱形图，并按图 4-15 所示设置标题、序列、坐标轴和数据标签。

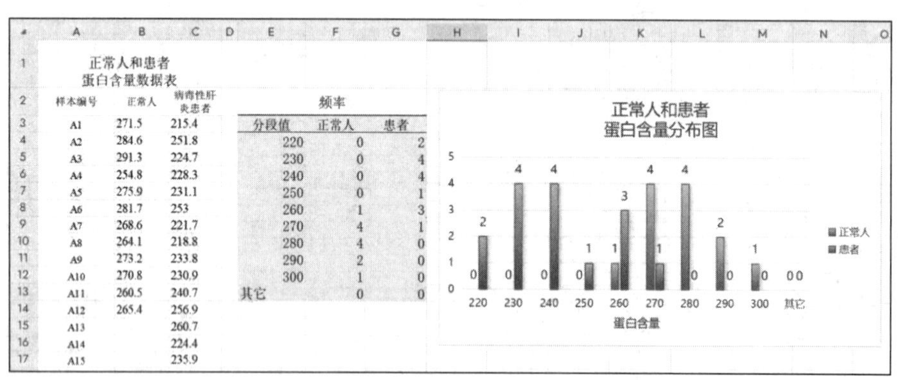

正常人和患者蛋白含量数据表

样本编号	正常人	病毒性肝炎患者
A1	271.5	215.4
A2	284.6	251.8
A3	291.3	224.7
A4	254.8	228.3
A5	275.9	231.1
A6	281.7	253
A7	268.6	221.7
A8	264.1	218.8
A9	273.2	233.8
A10	270.8	230.9
A11	260.5	240.7
A12	265.4	256.9
A13		260.7
A14		224.4
A15		235.9

频率

分段值	正常人	患者
220	0	2
230	0	4
240	0	4
250	0	1
260	1	3
270	4	1
280	4	0
290	2	0
300	1	0
其它	0	0

图 4-15　插入簇状柱形图

四、实验思考

1）如何进行多维度交叉分析，如增加性别、年龄条件，构建蛋白异常的亚组风险图谱？

2）制作图表过程中，若数据源选择有误，如何修改？

实验 4.8　医学数据分析

一、实验目的

1）熟悉分析工具使用方法。

2）熟悉统计函数的运用。

二、实验环境

Windows 操作系统支持下的 WPS Office（教育版）。

三、实验内容

打开素材资源“医学数据分析.xlsx”工作簿，进行相应的数据操作。Sheet1 工作表的内容如图 4-16 所示，完成以下操作。

	A	B	C	D	E	F	G	H
1	编号	姓名	性别	年龄	身高	体重	收缩压	舒张压
2	TJ001	李晓仪	女	35	156	48	120	85
3	TJ002	苏梓宁	女	40	160	56	122	80
4	TJ003	高宇辉	男	43	172	68	140	92
5	TJ004	李燕菲	女	42	165	53	110	82
6	TJ005	席国锋	男	38	180	62	119	80

图 4-16　Sheet1 工作表

1）试计算舒张压数据的均值、中位数、百分位数、四分位数、众数、方差、标准差及离均差平方和。

操作提示：在 A10 开始区域，逐个输入以下函数，结果如图 4-17 所示。

① =AVERAGE(H2:H6)

② =MEDIAN(H2:H6)

③ =PERCENTILE(H2:H6,0.5)

④ =QUARTILE(H2:H6,1)

⑤ =MODE(H2:H6)

⑥ =VAR(H2:H6)

⑦ =STDEV(H2:H6)

⑧ =DEVSQ(H2:H6)

10	均值	83.8
11	中位数	82
12	百分位数	82
13	四分位数	80
14	众数	80
15	方差	25.2
16	标准差	5.019960159
17	离均差平方和	100.8

图 4-17　计算结果

2）分析体重与收缩压之间、体重与舒张压之间的相关系数，将结果置于 M1 起始单元格。

操作提示：

① 在 N1、O1、P1 单元格中依次输入体重、收缩压、舒张压。

② 复制 N1:P1 区域的文本，然后通过选择性粘贴→转置粘贴到 M2:M4 区域。

③ N2 输入函数：=CORREL(F2:F6,F2:F6)

④ N3 输入函数：=CORREL(F2:F6,G2:G6)

⑤ N4 输入函数：=CORREL(F2:F6,H2:H6)

⑥ O2 输入函数：=CORREL(G2:G6,G2:G6)

⑦ O3 输入函数：=CORREL(G2:G6,H2:H6)

⑧ P3 输入函数：=CORREL(H3:H6,H3:H6)

操作结果如图 4-18 所示。

M	N	O	P
	体重	收缩压	舒张压
体重	1		
收缩压	0.727005	1	
舒张压	0.456022	0.80946	1

图 4-18　相关系数操作结果示意图

3）利用回归分析函数分析体重与收缩压的关系，将结果置于 M9 起始单元格。

操作提示：在 M9 单元格输入函数：=LOGEST(G2:G6,F2:F6,FALSE)，其中收缩压作为 Y 值，体重作为 X 值。

操作结果如图 4-19 所示。

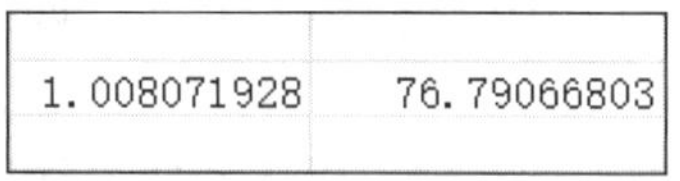

1.008071928	76.79066803

图 4-19　回归分析结果示意图

四、实验思考

1）什么是回归分析？

2）针对不同的医学数据，如何选择合适的数据统计方法？

实验 4.9　生物信息学数据分析

一、实验目的

1）熟悉分析工具的使用方法。

2）掌握 WPS 表格数据库及图表的综合运用。

3）熟悉医学数据常用的统计函数。

二、实验环境

Windows 操作系统支持下的 WPS Office（教育版）。

三、实验内容

打开素材资源“生物信息学数据.xlsx”工作簿，进行相应的数据操作。

1）对样例中的基因（AURKA、AURKB、AURKC、BAALC、BCL2、BIRC5、BMI1）进行相关系数分析。

操作提示：用粘贴转置的方法在 A11:H18 单元格区域制作图 4-20，分析结果如图 4-21 所示。

	AURKA	AURKB	AURKC	BAALC	BCL2	BIRC5	BMI1
AURKA							
AURKB							
AURKC							
BAALC							
BCL2							
BIRC5							
BMI1							

图 4-20　相关性分析结构图

11		AURKA	AURKB	AURKC	BAALC	BCL2	BIRC5	BMI1
12	AURKA	1						
13	AURKB	0.590610359	1					
14	AURKC	-0.01422973	-0.30021799	1				
15	BAALC	0.000757483	-0.12734635	0.181914709	1			
16	BCL2	0.178661182	0.042381539	0.307515811	0.589534958	1		
17	BIRC5	0.403651861	0.814797994	-0.334019702	-0.041995519	-0.08644178	1	
18	BMI1	0.105114689	-0.1805518	0.344447431	0.135748603	0.324732201	-0.279490621	1

图 4-21　分析结果示意图

2）根据 Sheet1 样例中的部分基因（AURKA、AURKB、AURKC、BAALC、BCL2、BIRC5、BMI1 等）制作散点图，图标题设置为“散点图”，操作结果如图 4-22 所示。

操作提示：选中 A11:H18 单元格区域，单击“插入”→“图表”→“插入散点图”按钮，在打开的列表中选择“跟随主题”栏中的第一个散点图。

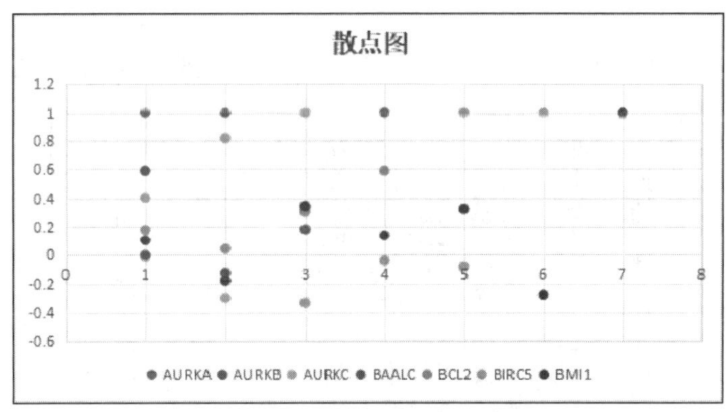

图 4-22　部分基因散点图

3）在 Sheet2 工作表中，在 AE2、AF2、AG2 单元格分别求出 fold change、P value (T test)、P value (F Test)的值，并填充到第 8 行。

操作提示：在 AE2 单元格输入“=AVERAGE(B2:W2)/AVERAGE(X2:AD2)”，在 AF2 单元格输入“=TTEST(B2:W2,X2:AD2,2,3)”，在 AG2 单元格输入“=FTEST (B2:W2,X2:AD2)”。得到结果后，将公式分别复制填充到第 8 行。

部分结果如图 4-23 所示。

AB	AC	AD	AE	AF	AG
GSM1303!	GSM1303!	GSM1303925	fold change	P value (T test)	P value (F Test)
1.680907	1.407895	2.54786438	0.851655036	0.252533251	0.903414852
1.300374	0.725356	1.77051138	1.158123467	0.615678653	0.716532551
5.85088	6.404713	6.04196138	1.050484159	0.544705975	0.018756093
7.101634	6.056344	7.88089738	0.632436891	0.004385159	0.000437327
2.579178	1.137351	3.03984038	0.855514445	0.615292852	0.62868916
5.895104	5.500618	6.15251838	0.988720373	0.899856152	0.803156932
0.470521	-0.04494	0.89773838	-4.04090558	0.049064957	0.404557089

图 4-23　分析函数部分结果示意图

四、实验思考

1）什么是相关系数？其取值范围是多少？

2）什么是差异倍数（fold change）？在分析结果数据中，fold change 的值越大，代表的意义是什么？

实验 4.10　使用 AI 处理电子表格

一、实验目的

1）熟悉 AI 工具处理电子表格的方法。

2）熟悉 AI 用户提示词的组织方法。

二、实验环境

Windows 操作系统支持下的 WPS Office（教育版）。

三、实验内容

打开素材资源“AI 电子表格处理.xlsx”工作簿，进行相应的数据操作，如图 4-24 所示。

	A	B	C	D	E	F	G	H	I
1	科室	姓名	诊断	病区	西药费用	中药费用	床位费	护理费	总费用
2	内四	郑成	支气管炎	呼吸系统	850	1000	55	30	
3	内一	张三	冠心病	心血管系	1330	442	10	92	
4	内二	杨树立	急性肾炎	泌尿系统	998	222	132	22	
5	内四	孙中	肺气肿	呼吸系统	880	258	134	37	
6	内三	钱玉	胃炎	消化系统	1057	414	159	33	
7	内二	钱艳	膀胱结石	泌尿系统	788	480	456	45	
8	内一	钱天天	急性心肌	心血管系	1033	292	154	97	
9	内一	钱明	冠心病	心血管系	1366	900	111	58	
10	内三	钱国一	肠炎	消化系统	1204	488	86	77	
11	内一	钱丹丹	心肌炎	心血管系	1002	280	169	70	
12	内三	潘子流	急性胃肠	消化系统	942	408	125	20	
13	内三	吕子明	胃溃疡	消化系统	1107	1150	178	65	
14	内二	李四	慢性肾炎	泌尿系统	1067	467	93	87	
15	内四	李丹	肺炎	呼吸系统	744	780	125	12	
16	内三	黄江汉	肠炎	消化系统	1084	443	3	71	
17	内二	方军	慢性肾炎	泌尿系统	724	356	96	63	
18	内二	方城	慢性肾炎	泌尿系统	1010	376	85	35	
19	内二	陈山峰	急性肾炎	泌尿系统	1055	1100	142	93	

图 4-24　住院医药费用表

使用 AI 对总费用进行计算，将结果填入 I2:I19。

使用 AI 计算内一科室的护理费平均值。

对各个病区的中药费用进行分类汇总。

使用 AI 制作每位患者的西药费用、中药费用、总费用的簇状柱形图。

操作提示：

① 单击 WPS AI→“AI 数据助手”→“AI 操作表格”按钮，打开“AI 操作表格”对话框，输入用户提示词“请计算每一行的总费用，填入到 I2:I19”，然后 AI 会生成一段代码，运行后单击“保留”按钮，可以看到 I2:I19 单元格区域自动填入了总费用金额，如图 4-25 所示。

AI 操作表格
请计算每一行的总费用，填入I2:I19
const feeH = parseFloat(rangeH.Text)
if (!isNaN(feeE) && !isNaN(feeF) && !isNaN(feeG) && !isNaN(feeH))
{
const totalFee = feeE + feeF + feeG + feeH
rangeI.Value2 = totalFee
}
}
}
22:56:09.904 info 脚本环境初始化...
22:56:10.050 info 已开始执行
22:56:09.916 info 执行完毕
AI 生成的内容仅供参考，请注意甄别信息准确性
撤消
保留
接下来想做什么

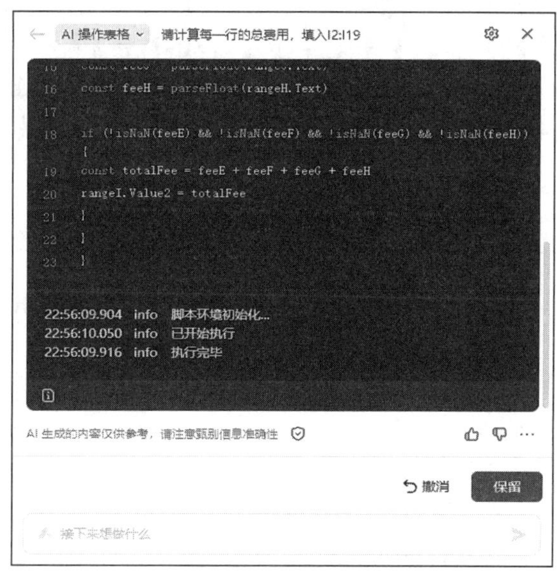

图 4-25　“AI 操作表格”对话框

② 单击 WPS AI→“AI 数据助手”→“AI 操作表格”按钮，打开“AI 操作表格”对话框，输入用户提示词“使用 AI 计算内一科室的护理费平均值，填入到 K2”，此时公式显示为：“=AVERAGEIFS (H2:H19,A2:A19,"=内一")”。

③ 单击 WPS AI→“AI 数据助手”→“AI 操作表格”按钮，打开“AI 操作表格”对话框，输入用户提示词“对各个病区的中药费用进行分类汇总”，如图 4-26 所示，效果如图 4-27 所示。

AI 操作表格
对各个病区的中药费用进行分类汇总
field = pvt.PivotFields(eName)
return field
}
function getRange(crg, col)
{
return Application.Intersect(crg.Rows.EntireRow, Columns(col))
}
23:07:03.622 info 脚本环境初始化...
23:07:03.783 info 已开始执行
23:07:03.665 info 执行完毕
AI 生成的内容仅供参考，请注意甄别信息准确性
2/2
接下来想做什么

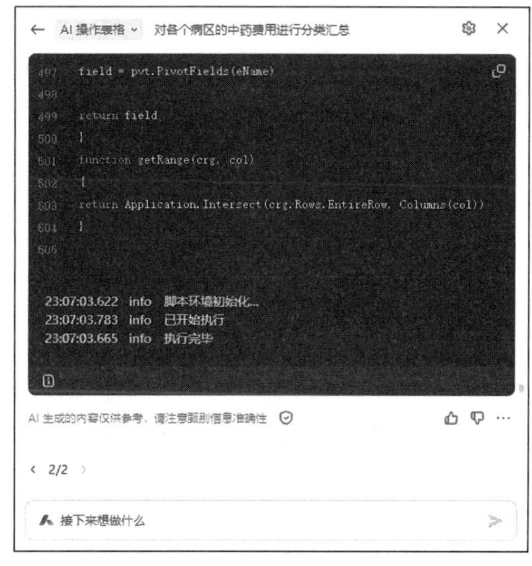

图 4-26　分类汇总

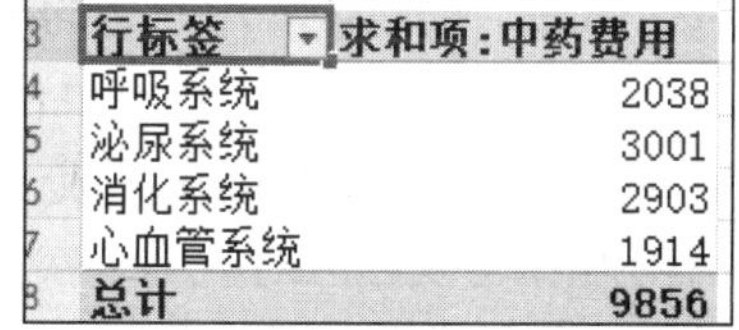

行标签	求和项：中药费用
呼吸系统	2038
泌尿系统	3001
消化系统	2903
心血管系统	1914
总计	**9856**

图 4-27　AI 生成的数据透视表

④ 单击 WPS AI→“AI 数据助手”→“AI 操作表格”按钮，打开“AI 操作表格”对话框，输入用户提示词“制作每位患者的西药费用、中药费用、总费用的簇状柱形图”，生成后的图表可以直接复制粘贴到工作表中，如图 4-28 所示。

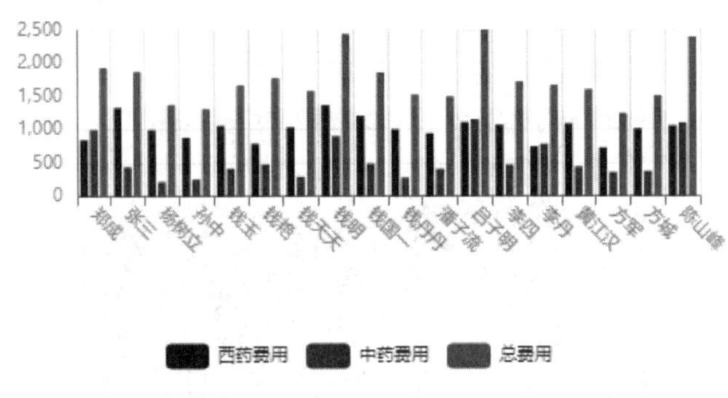

图 4-28 AI 制作的簇状柱形图

四、实验思考

什么是 WPS AI 电子表格处理工具？应用在哪些方面？

实验 4.11 中国健康与养老追踪调查数据分析

一、实验目的

1）了解国家级老龄化研究平台 CHARLS 数据库。
2）以 CHARLS 数据库为例，掌握公开数据的获取与使用规范。
3）掌握异构数据格式的标准化转换方法。
4）掌握基础社会统计分析，理解微观数据在揭示社会现象、支撑科学决策中的作用。

二、实验环境

Windows 操作系统支持下的 WPS Office（教育版）。

三、实验内容

1. CHARLS 数据库

中国健康与养老追踪调查（China Health and Retirement Longitudinal Study, CHARLS）旨在收集一组代表中国 45 岁及以上中老年人家庭和个人的高质量微观数据，用以分析我国人口老龄化问题，推动老龄化问题的跨学科研究。CHARLS 全国基线调查于 2011 年开展，覆盖 150 个县级单位，450 个村级单位，约 1 万户家庭中的 1.7 万人。这些样本以后每 2～3 年进行一次追踪，调查数据在完成一年后向学术界开放。

CHARLS 作为我国应对人口老龄化挑战的重要实践，生动体现了党和国家以人民为中心的发展思想与科学精神的高度统一。这一系统性工程不仅展现了中国特色社会主义制度下集中力量办大事的显著优势，更彰显了我国始终将人民群众的福祉放在首位的发展理念。通过每两到三年一次的持续追踪调查，科研工作者以严谨求实的态度构建起动态数据网络，既为科学分析老龄化社会的经济、医疗、社会保障等问题提供翔实依据，也为完善养老服务体系、制定惠民政策注入实践智慧。数据在调查结束后向学术界全面开放的举措，更体现了中国推动知识共享、促进学术共同体建设的开放胸襟，彰显了社会主义科研伦理中集体利益高于个人利益的价值观。

2. CHARLS 数据获取流程

中国健康与养老追踪调查（CHARLS）数据的获取与使用需要遵循规范化的流程，体现了科学研究的严谨性与学术伦理的实践要求。研究者首先须访问 CHARLS 官方网站（https://charls.charlsdata.com/），单击“注册”入口，优先使用所在高校或科研机构的教育邮箱完成账号申请，这一设计既保障了学术用户群体的数据访问权限，也强化了科研共同体的责任意识。成功注册后重新登录系统，在“数据”栏中可查阅自 2011 年基线调查至今的历年数据目录，包含家庭问卷、个人问卷、生物测量等模块。单击“申请数据”按钮，将数据申请提交后须经过 1～3 个工作日的审核期，这既是对用户研究资质的必要核验，也是对微观数据安全性的制度性保障。审核通过后进入下载页面时，需要重点关注“数据文档”中的《用户手册》与《数据编码参考书》，这些技术文档详细标注了变量定义、编码规则及质量控制标准，是正确解读数据内涵的关键依据。下载的原始数据以 Stata 专用格式（.dta）存储。为了在 WPS 表格文件中读取该数据，研究者需使用 Stata 统计软件执行“文件”→“另存为”操作，将数据转换为 CSV 通用格式，方便在 WPS 等办公软件中进行初步处理。值得注意的是，所有数据使用必须严格遵循《CHARLS 数据引用规范》，在研究报告中明确标注数据来源及版本号，以实际行动践行尊重知识产权的学术道德，这也是新时代科研工作者培育法治素养与契约精神的重要实践。

3. 什么是 CSV

逗号分隔的值（comma-separated values，CSV）是一种简单、实用的文件格式，用于存储和表示包括文本、数值等各种类型的数据。CSV 文件通常以 .csv 作为文件扩展名。这种文件格式的一个显著特点是：文件内的数据以逗号分隔，呈现一个表格形式。CSV 文件因其简单易用、兼容性高、易于数据交换等特点，已广泛应用于存储、传输和编辑数据。以下是 CSV 的一些优点。

1）简单易懂：基于纯文本格式，因此可以使用任何文本编辑器打开和编辑。

2）兼容性好：可以跨平台传输和处理。

3）资源占用低：以纯文本形式存储数据，其体积相对较小，便于节省存储空间。

CSV 文件的结构相对简单。每一行代表一条记录，相当于数据库中的一行数据。每行数据中，使用逗号进行数据分隔，代表不同的数据。

4. 从 WPS 表格中获取数据

在 WPS 表格中，单击“数据”→“获取外部数据”→“获取数据”按钮，在打开的下拉列表中选择“导入数据”选项，打开“第一步：选择数据源”对话框，如图 4-29（a）所示。在“数据源选择”栏选中“直接打开数据文件”单选按钮，单击“选择数据源”按钮，打开“打开”对话框，选择本地文件“CHARLS_weight.csv”。

打开“文件转换”对话框，选择使用文档刻度的编码，如图 4-29（b）所示。当数据在不同编码环境之间传输时，如从 UTF-8 到 ASCII 或 GBK，数字字符可能因编码不兼容而被错误解析。尤其在跨平台或跨语言操作中，若源和目标系统使用不同编码标准，原本的数字可能被替换为未知字符或丢失。如果出现这种情况，在“预览”编辑框中会显示乱码或空白。为解决此问题，首先需要明确文本编码方式，选中“其他编码”单选按钮，然后选择编码“UTF-8”。尝试将编码切换到“IBM EBCDIC - 国际”，观察出现乱码的情况。单击“下一步”按钮，进入文本导入向导。

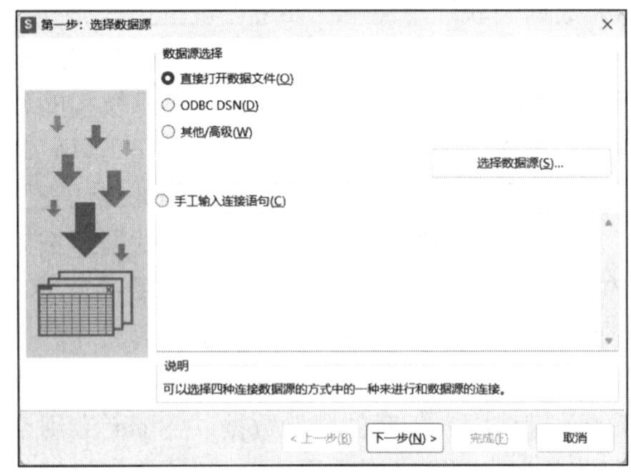

（a）“第一步：选择数据源”对话框

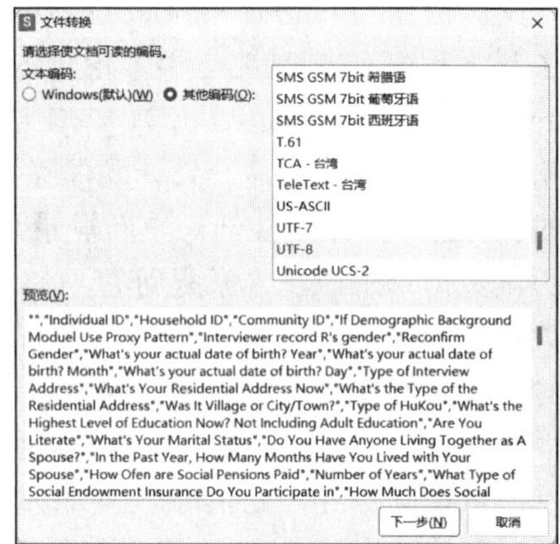

（b）“文件转换”对话框

图 4-29 导入数据源

如图 4-30 所示，在“文本导入向导-3 步骤之 1”对话框中，根据预览选择的数据，在“请选择最合适的文件类型”栏中选中“分隔符号”单选按钮，单击“下一步”按钮，打开“文本导入向导-3 步骤之 2”对话框，选择合适的分隔符号，选中“逗号”复选框。请注意观察“数据预览”，不同组数据是否被正确地分开了，或者同一组数据是否被分成了多组。单击“下一步”按钮，打开“文本导入向导-3 步骤之 3”对话框，单击“完成”按钮，完成数据的导入。

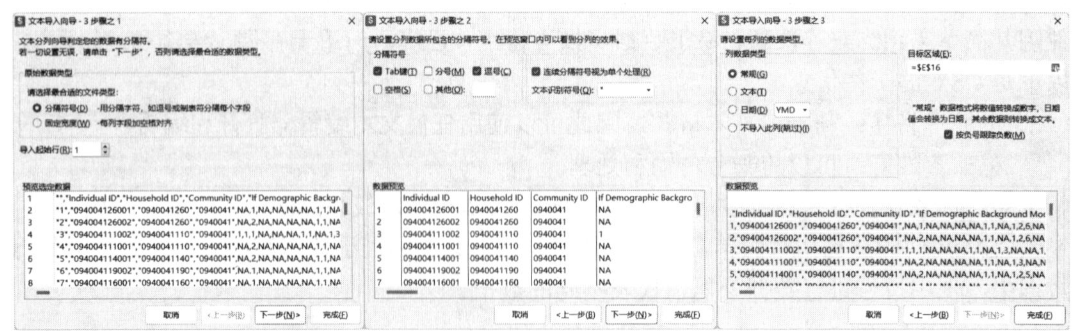

图 4-30 文本导入向导

操作提示：如果发现导入的数据出现乱码，或数据分隔错误，重复上述步骤，直到数据被正确导入为止。

5. 数据的简单统计

根据数据项“Are you literate”（你是文盲吗），填写表格 4-6。

表 4-6　文盲率统计表

数据项	个数	%
1 Yes		
2 No		
合计		

根据数据项“What's your marital status”（您的婚姻状况如何），填写表格 4-7。

表 4-7　婚姻状况统计表

婚姻状况	个数	%
1. 与配偶共同生活		
2. 已婚但因工作等原因暂时不与配偶同住		
3. 分开了，不再作为配偶共同生活		
4. 离婚		
5. 寡居		
6. 未婚		
合计		

操作提示：在进行简单统计以前，先使用数据筛选工具，将无效数据[如空白项、NA（不适用）项、无效值或异常值]预先剔除。

四、实验思考

1）CHARLS 为什么要对数据进行编码，以及是怎么指定的编码？

2）在 WPS 表格文本导入向导中，选择逗号作为分隔符后，为何需要反复检查“数据预览”窗口？请举例说明错误的分隔符设置（如误选分号或空格）可能引发的变量错位问题，及其对后续“文盲率统计”等医学社会学分析的潜在误导。

3）若需要分析“城乡养老保障差异”或“代际支持对健康的影响”等课题，应如何利用 CHARLS 数据库跨年份、多维度的数据特点？

第5章

Python 语言基础实验指导

实验 5.1　Python 运行环境和基本操作

一、实验目的

1）熟悉 Python 3.13 集成开发环境。

2）了解 Python 3.13 集成开发环境交互操作界面的组成与功能。

3）熟悉和掌握 Python 语言程序设计的方法与程序结构。

4）熟练掌握 Python 的基本数据类型。

5）熟练掌握基本的输入输出语句。

6）掌握建立、编辑、运行和保存一个简单的 Python 应用程序的全过程。

二、实验环境

Windows 操作系统，Python 3.13 版本。

三、实验内容

1. 软件安装

（1）下载和安装 Python

输入下载地址：https://www.python.org/downloads/，进入 Python 安装界面，依次选择 Downloads→Windows 选项，在打开的窗口中列出了适合 Windows 环境的各个安装版本，选择需要的版本进行下载，如图 5-1 所示。本实验以 Python 3.13 版本为例介绍 Python 解释器在 Windows 环境下的安装，后续同样以 Python 3.13 版本作为开发环境。

在 Windows 中安装 Python 的操作步骤如下。

选择 Python 3.13.1 的 Windows 64 位版本，单击 Python 的安装程序文件（图 5-2），打开图 5-3 所示的安装启动界面，按要求一步一步安装即可。

在安装程序界面，可以选择 add python.exe to PATH（将 Python 可执行文件的路径添加到系统的环境变量 PATH 中）选项，这样就可以在命令行中直接使用 Python 命令了。这时可以选择 Install Now（立即安装）选项，也可以选择 Customize installation（自定义安装）选项。

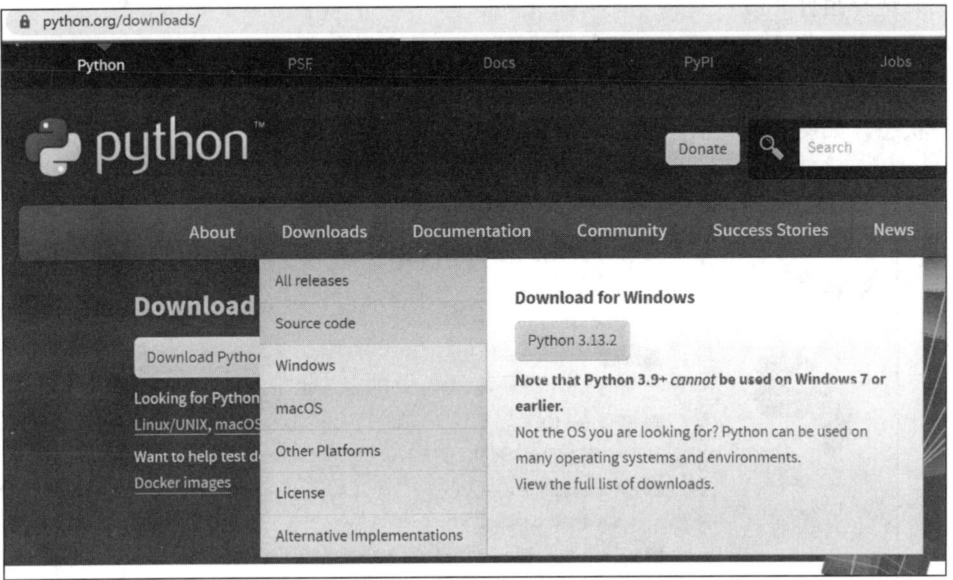

图 5-1　Python 安装程序官方下载界面

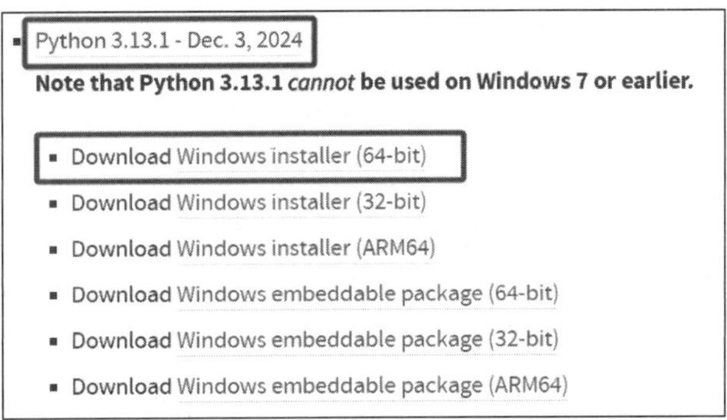

图 5-2　Python 安装程序文件

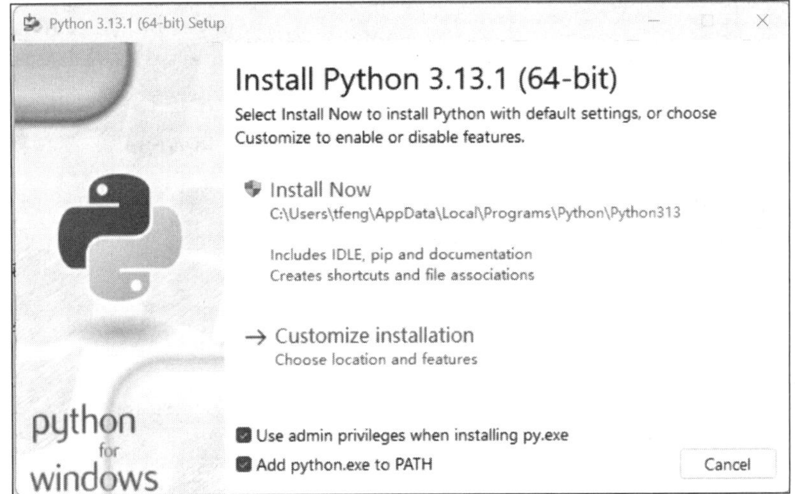

图 5-3　Python 安装程序的启动界面

（2）选择组件

在自定义安装选项界面中，可以设置 Python 的安装位置以及其他一些选项；在选择组件界面，可以选择需要安装的组件。通常情况下，会选择所有组件，并确保每个组件都处于选中状态，如图 5-4 所示。然后，单击 Next（下一步）按钮进行下一步操作。

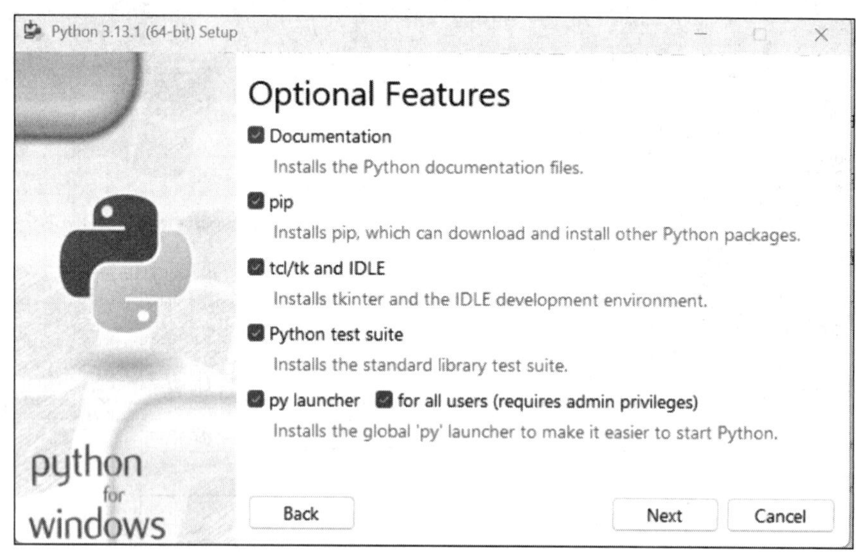

图 5-4　选择全部组件

（3）选择安装目录

在高级选项界面中，如无特殊要求可以保持默认设置，确认 Add Python to environment variables（将 Python 添加到环境变量）复选框已经默认选中。在选择安装目录界面（图 5-5），可以选择 Python 的安装目录。通常情况下，会将 Python 安装在默认的位置，然后，单击 Install（安装）按钮，继续安装。也可以单击 Browse（浏览）按钮，选择自己设定的安装位置进行安装。

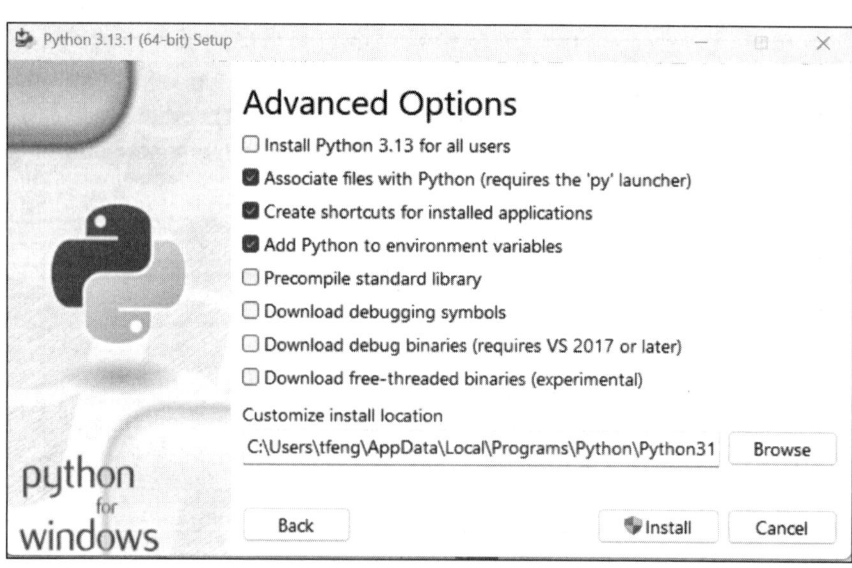

图 5-5　选择安装目录

（4）安装程序

安装程序自动将 Python 3.13 的文件复制到指定的目录中，并进行相关的配置，如图 5-6 所示。在此过程中，应耐心等待，直到安装完成。

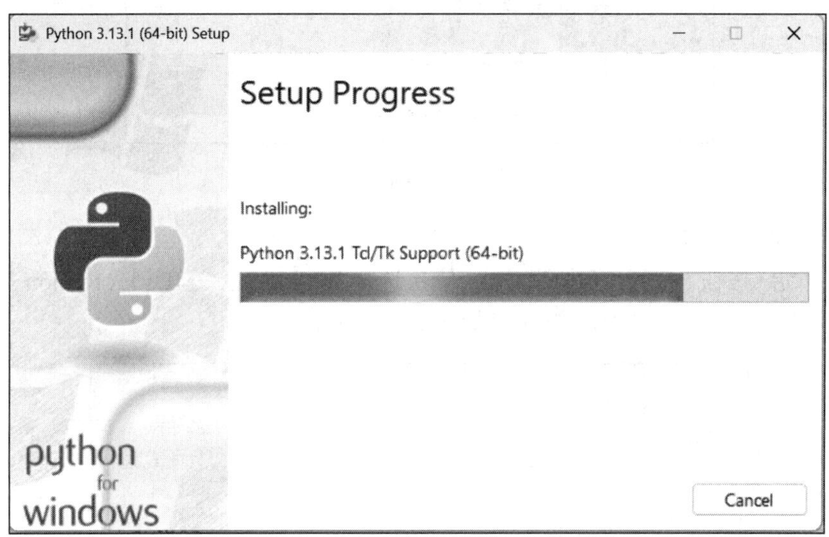

图 5-6　程序安装过程

（5）程序安装完成

在程序安装成功界面，单击 Close（完成）按钮，完成安装，如图 5-7 所示。

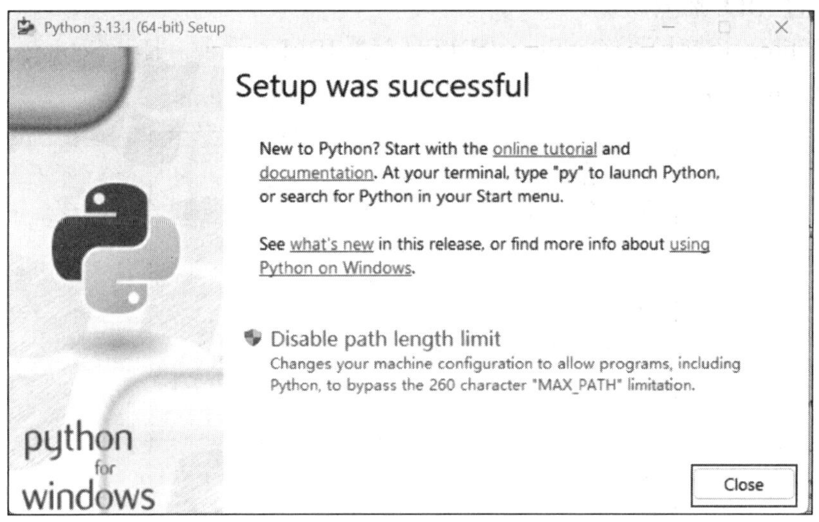

图 5-7　程序安装成功界面

Python 安装包会在系统中安装一批与 Python 开发和运行相关的组件，其中最重要的两个组件是 Python Shell 和 Python 集成开发环境（IDLE）。安装完成后，在 Windows 的“开始”菜单中可以看到 Python 3.13 下有 Python 3.13（64-bit）和 IDLE（Python 3.13 64-bit）两个组件，如图 5-8 所示。

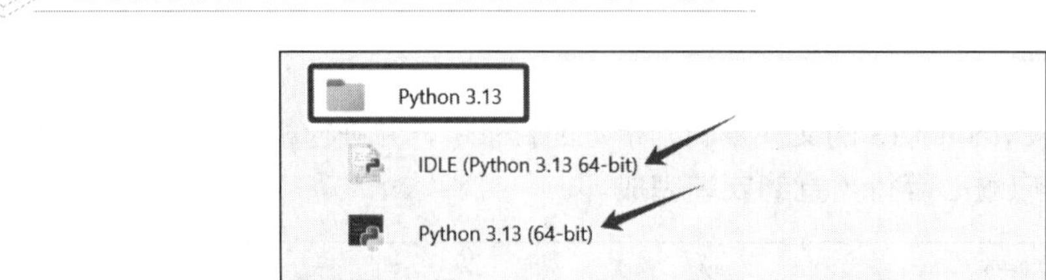

图 5-8 Python 组件

（6）启动 Python IDLE

单击“开始”按钮，打开“开始”菜单，依次选择 Python 3.13→IDLE（Python 3.13 64-bit）选项，即可启动 Python 的 IDLE 组件，如图 5-9 所示。

IDLE Shell 3.13.1

File Edit Shell Debug Options Window Help

```
Python 3.13.1 (tags/v3.13.1:0671451, Dec  3 2024, 19:06:28) [MSC v.
1942 64 bit (AMD64)] on win32
Type "help", "copyright", "credits" or "license()" for more informa
tion.
>>>
```

Ln: 3 Col: 0

图 5-9 Python IDLE 操作界面

（7）设置 IDLE 环境参数

选择 Options（选项）→Configure IDLE（配置 IDLE）选项，打开 Settings（设置）对话框，设置 IDLE 参数，如图 5-10 所示。

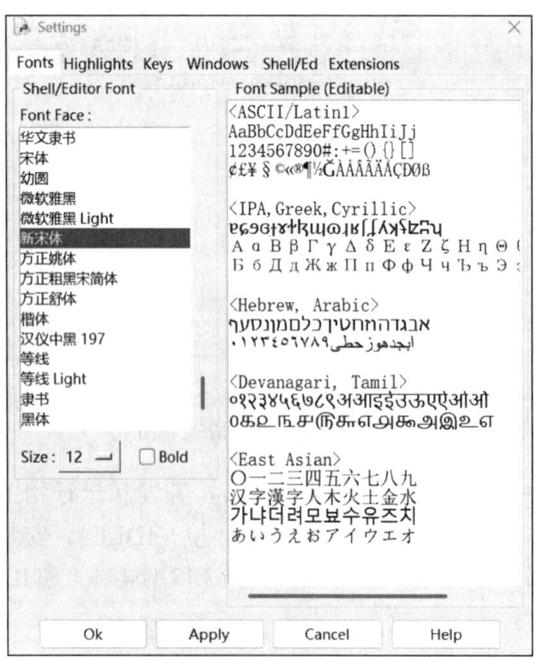

图 5-10 设置 IDLE 参数

（8）Anaconda 的下载、安装与 Juptyer 的使用

Anaconda 是由 Anaconda 公司（原 Continuum Analytics）于 2012 年推出的开源 Python 发行版，专为简化科学计算和数据分析环境配置而生。其诞生源于科研与工程领域对复杂依赖包管理和跨平台兼容性的迫切需求。Anaconda 通过集成丰富的科学计算库和工具，为开发者提供“一站式”解决方案，尤其适合数据分析和机器学习项目。

访问 Anaconda 官网 https://www.anaconda.com/download 进入其下载界面，首次下载时需要获取用户的邮箱地址，提交（submit）后将会把下载链接发送到用户的邮箱。登录邮箱，打开邮件，单击下载链接，进入图 5-11 所示界面，选择需要的版本进行下载。

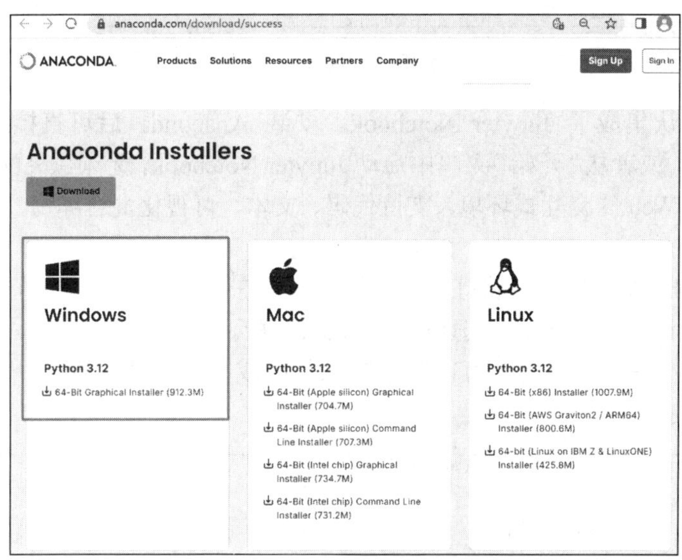

图 5-11　Anaconda 下载界面

下载完成后，双击安装文件，按照步骤提示安装即可。图 5-12 为 Anaconda 安装程序启动界面。

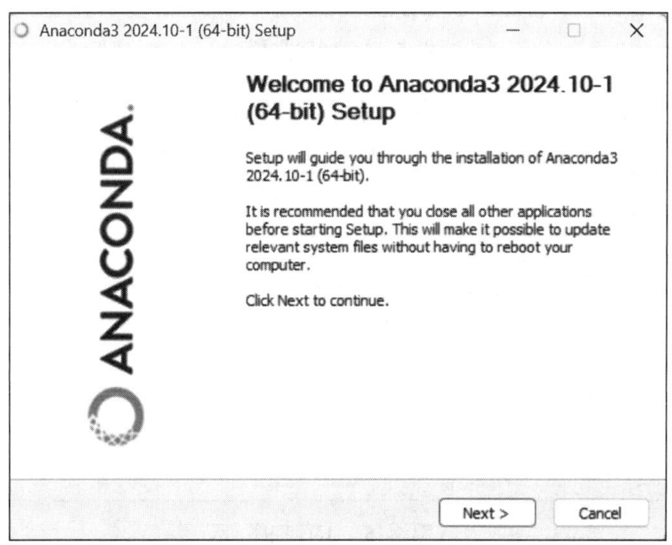

图 5-12　Anaconda 安装程序启动界面

Anaconda 安装完成后，在“开始”菜单展开 Anaconda 组件，如图 5-13 所示。

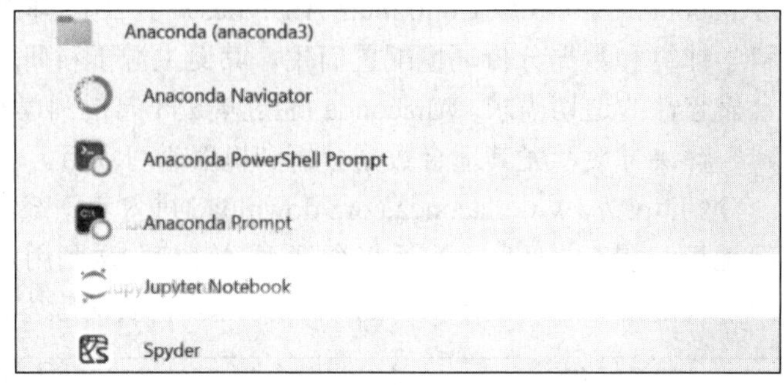

图 5-13 Anaconda 组件

Anaconda 默认集成了 Jupyter Notebook。安装 Anaconda 后可直接通过命令行启动 Jupyter Notebook，或者从“开始”菜单中启动 Jupyter Notebook，无须额外配置环境。Jupyter Notebook 是基于 Web 的交互式环境，支持代码、文本、可视化混合编写，适合数据分析和教学演示。

Jupyter Notebook 启动后，将打开一个端口，并在浏览器中打开一个新的界面，依次选择 New→Python 3（ipykernel）选项，如图 5-14 所示。新建一个文档。新建文档中有很多单元格（cell），每个单元格都可以用来输入代码或文本。要运行一个单元格，只需按 Shift+Enter 组合键。

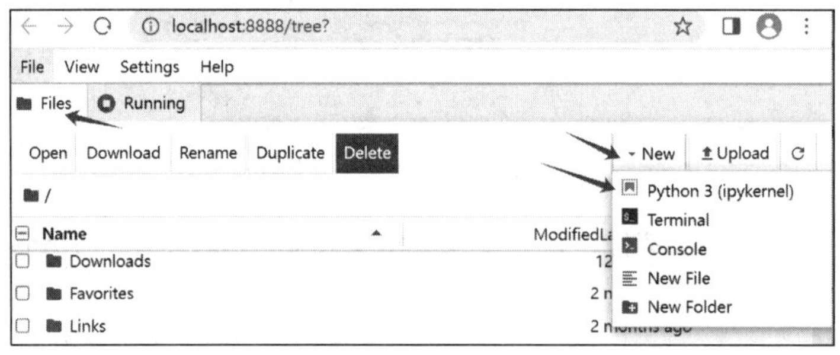

图 5-14 新建文档

图 5-15 展示在 Jupyter Notebook 中编写和运行 Python 程序。在某一个单元格中，编写命令 print("Hello World")，单击菜单栏中的 Run 按钮即可运行代码，也可使用组合键 Shift+Enter 运行代码。

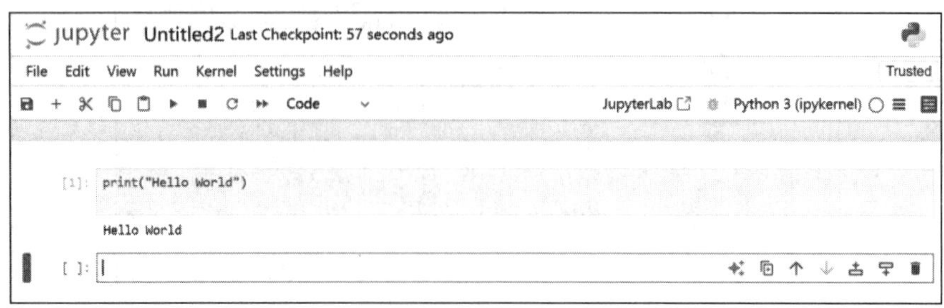

图 5-15 运行程序

2. 基本操作

（1）输入 Python 交互式命令，体验 Python IDLE 交互式操作过程

在 IDLE 交互式模式下依次输入表 5-1 中的命令（语句），观察并记录其输出结果，领会其功能。

表 5-1 命令语句

序号	输入语句	输出	功能说明
1	>>> s="I love China"		
2	>>> s		
3	>>> print(s)		
4	>>> type(s)		s 所指向的数据对象的类型
5	>>> a=1234		
6	>>> a		
7	>>> print(a)		
8	>>> type(a)		a 所指向的数据对象的类型
9	>>> b=int(input("输入整数:"))		
10	>>> print("b=",b)		
11	>>> type(b)		b 所指向的数据对象的类型

（2）Python 模块程序编辑与运行

1）中药名片打印。选择 File（文件）→New File（新建文件）选项，打开模块编辑窗口，如图 5-16 所示。通过 print()函数输出打印。名片中需要包含中药学名、性味归经、功效作用、用法用量、注意事项。运行结果如图 5-17 所示。

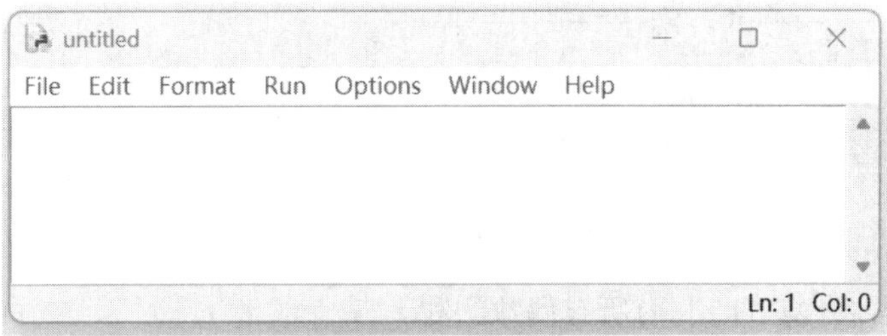

图 5-16 模块编辑窗口

```
=== 中药名片生成器 ===
请输入中药学名：苍术
请输入性味归经：味辛，性苦，性温；归脾、胃、肝经
请输入功效作用：燥湿健脾，祛风散寒
请输入用法用量：内服，煎服，5-10 g
请输入注意事项：阴虚内热，气虚多汗者忌用
------------------中药名片--------------------
中药学名：  苍术
性味归经：  味辛，性苦，性温；归脾、胃、肝经
功效作用：  燥湿健脾，祛风散寒
用法用量：  内服，煎服，5-10g
注意事项：  阴虚内热，气虚多汗者忌用
```

图 5-17 打印中药名片 1

2）中药名片制作程序：使用 input()函数输入中药的各项信息，通过 print()函数输出打印。

操作提示：

① 在模块编辑窗口写入代码（图 5-18）。

```
sy1-1中药名片.py - C:/python/sy1-1中药名片.py (3.13.1)
File Edit Format Run Options Window Help
# 中药名片制作程序
print("=== 中药名片生成器 ===")

# 获取用户输入
nm=str(input("请输入中药学名: "))          #nm-->name 中药学名
pt=str(input("请输入性味归经: "))          #pt-->property_taste 性味归经
eff=str(input("请输入功效作用: "))         #eff-->efficacy 功效作用
dose=str(input("请输入用法用量: "))        #dose-->dosage 用法用量
prec=str(input("请输入注意事项: "))        #prec-->precautions 注意事项

print("------------------中药名片--------------------")
print("中药学名: ",nm)                    #打印中药学名
print("性味归经: ",pt)                    #打印性味归经
print("功效作用: ",eff)                   #打印功效作用
print("用法用量: ",dose)                  #打印用法用量
print("注意事项: ",prec)                  #打印注意事项
Ln: 1 Col: 0
```

图 5-18 程序代码——打印中药名片 1

② 选择 File（文件）→Save（保存）选项，保存模块文件（注意文件保存路径和规范文件命名，便于查找），之后通过依次选择 Run（运行）→Run Module（运行模块）选项，或者按 F5 键运行模块程序。

能力提升：若要求一次性输入某中药相关内容，按要求打印中药名片，运行结果如图 5-19 所示。

```
=== 中药名片生成器 ===
请输入中药信息（格式：学名,性味,功效,用量,注意事项（空格隔开）：藿香 味辛，性微温；归脾、胃、肺经 化湿，止呕，解暑 内服，煎服，5-10 g。鲜品加倍 不宜久煎，阴虚火旺者禁服
------------------中药名片--------------------
中药学名：藿香
性味归经：味辛，性微温；归脾、胃、肺经
功效作用：化湿，止呕，解暑
用法用量：内服，煎服，5-10 g。鲜品加倍
注意事项：不宜久煎，阴虚火旺者禁服
```

图 5-19 打印中药名片 2

3）程序练习：计算 [1,n] 内所有偶数的和。

① 功能说明：求[1,n]内所有偶数的和，其中 n 为从键盘输入的整数。

② 代码完善：完成划线处的程序语句，按照提示的操作保存并运行该模块程序。

```
n = int(input("n="))  # 从键盘上输入一个字符串，并将其转换为整型数据后赋给变量 n
i = 1                 # 累加对象变量 i 的初始值为 1
sum = 0               # 累计和变量 sum 的初始值为 0
while I <= n:         # 循环语句，循环 n 次，完成从 1 至 n 之间所有值的处理
    if I % 2 == 0:    # 判断 i 是否为偶数，
    ____________      # 若是，则将 i 的值累加到和 sum 中
    i = I + 1         # 累加对象变量 i 的值递增 1
print("sum="+str(sum))  # 输出计算出来的累加和结果
```

4）异常处理及程序调试。在 Python 编程中，异常处理和程序调试是保障代码健壮性的两大核心技术。前者用于处理运行时的错误，后者通过系统化方法定位和修复代码缺陷。

① 异常处理：构建容错程序。

核心机制：通过 try-except 块捕获并处理异常，避免程序意外终止。

try 和 except 是 Python 中用于异常处理的关键字，它们共同构成异常处理的核心语法结构。

a. try：代码块，用于包裹可能出错的代码，Python 会尝试执行这部分代码。

b. except：代码块，当 try 中的代码出现异常时，程序会立即跳转到对应的 except 块执行异常处理逻辑。

基础异常处理示例：利用 try 语句判断数据是否有效。程序代码如下：

```
try:
    num = int(input("输入整数: "))
    result = 10 / num
    print(f"计算结果: {result}")
except ValueError:
    print("错误：输入的不是有效整数! ")
except ZeroDivisionError:
    print("错误：除数不能为零! ")
except Exception as e:              # 捕获所有其他异常
    print(f"未知错误: {str(e)}")
else:
    print("计算成功完成! ")          # 无异常时执行
finally:
    print("--- 程序结束 ---")       # 无论是否异常都会执行
```

程序执行流程如下。

第一步，用户输入 abc → 触发 ValueError → 执行第一个 except 块。

第二步，用户输入 0 → 触发 ZeroDivisionError → 执行第二个 except 块。

第三步，用户输入 5 → 正常执行，触发 else 块。

第四步，无论是否异常，finally 块始终执行。

② 程序调试：系统化错误诊断。

a. 打印调试法（最原始但有效）。在关键位置插入函数 print()，观察变量变化。程序代码如下：

```
a = input("输入 a 的值: ")
b = input("输入 b 的值: ")
print(f"[DEBUG] 输入参数: a = {a}, b = {b}")  # 调试点：添加调试输出
c = a / b
```

b. 使用 IDLE 调试代码（Debugger 命令），操作步骤如下。

第一步，打开 IDLE Shell，选择 Debug→Debugger 选项，打开调试器窗口，如图 5-20 所示。

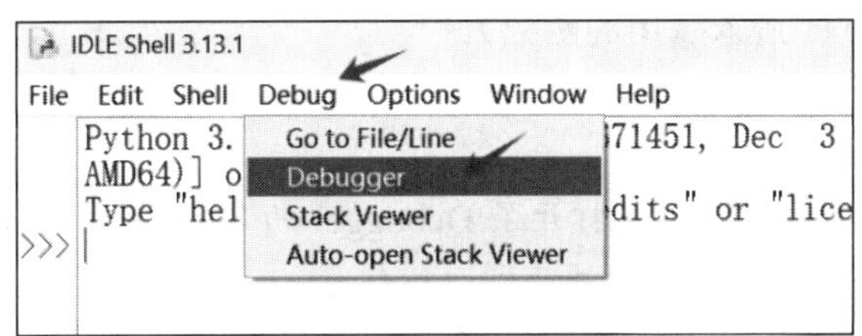

图 5-20 IDLE Shell

第二步，打开并运行要调试的程序文件（.py 文件），选中某行，右击，在弹出的快捷菜单中选择 Set Breakpoint（设置断点）选项，如图 5-21 所示。

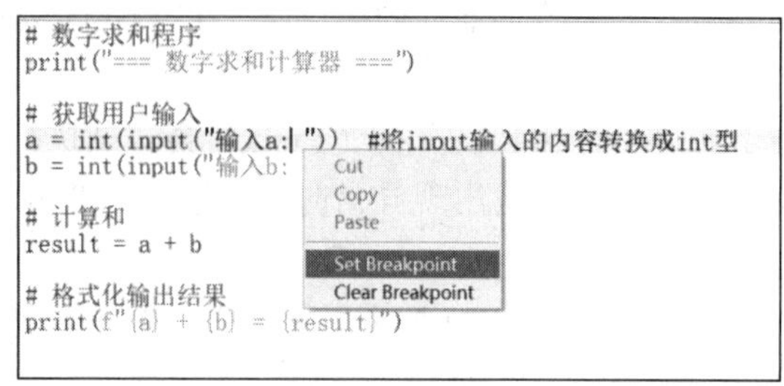

图 5-21 设置断点

第三步，运行.py 文件。切换到调试器窗口，使用其中的控制按钮调试文件，如图 5-22 所示。

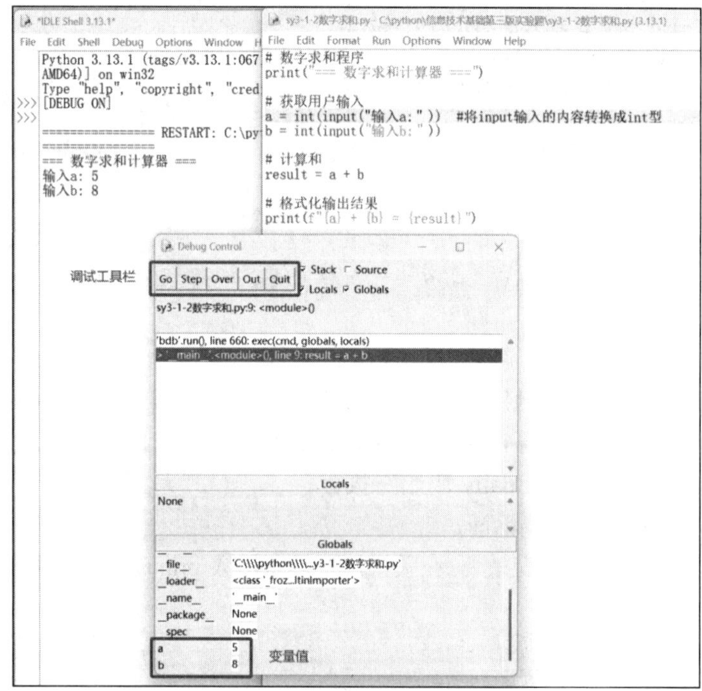

图 5-22 调试文件

调试工具栏中各控制按钮含义如下。

Go：跳至断点。

Step：进入函数。

Over：单步执行（不进入调用的函数）。

Out：跳出所在函数。

Quit：结束调试。

注意：.py 文件需要运行在已经打开了 Debugger 的 Shell 中，如果运行的时候打开的是另一个新的 Shell，Debugger 将不能捕获到运行信息。

c. IDE 断点调试（以 PyCharm 为例）。在代码行号左侧单击设置断点（红点）按钮，启动调试模式（通常为甲虫图标），如图 5-23 和图 5-24 所示。

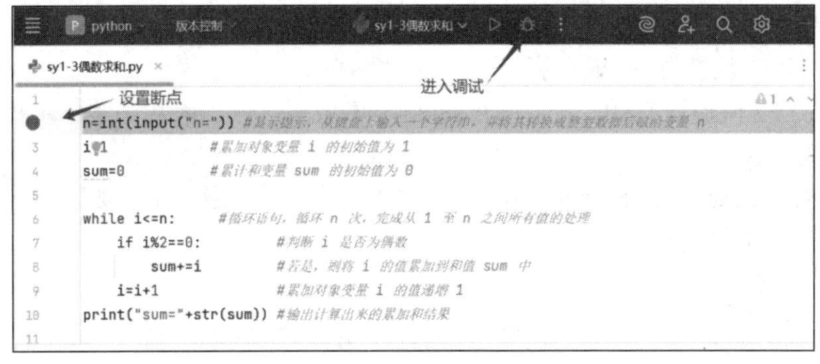

图 5-23　PyCharm 调试窗口

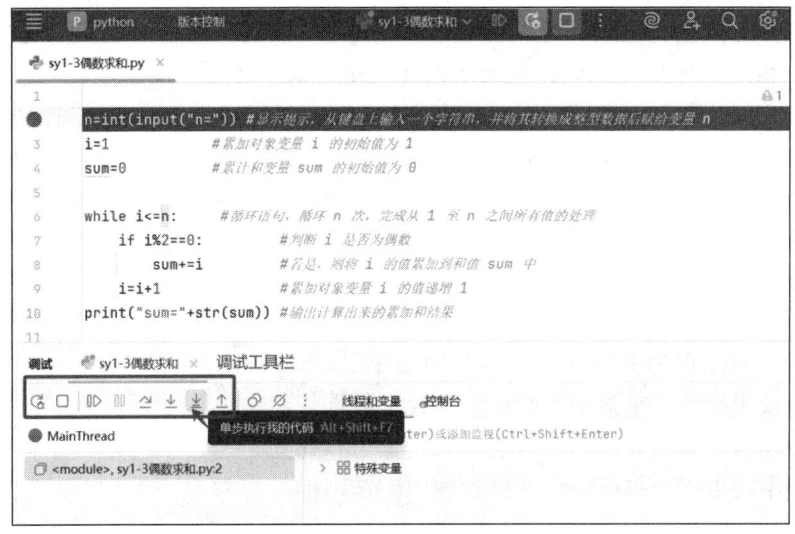

图 5-24　PyCharm 调试工具栏

进入调试模式后，单击调试工具栏中的 Step into my code（单步执行我的代码）按钮，同时观察变量监视窗口中变量值的变化，如图 5-25 所示。

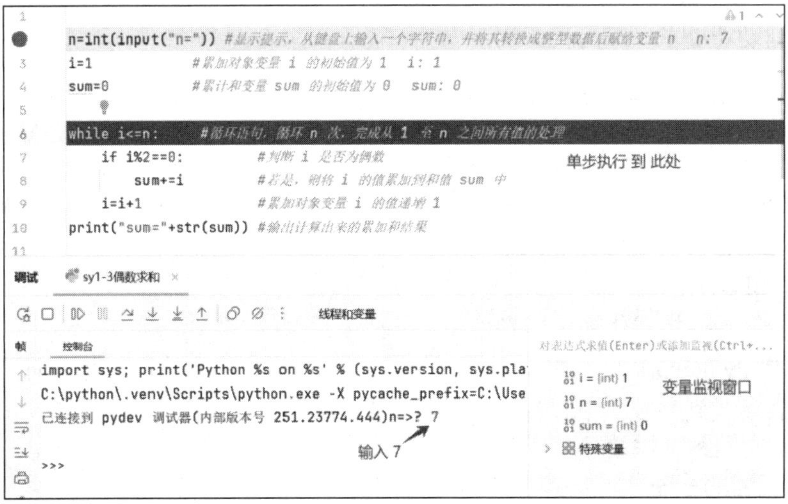

```
n=int(input("n=")) #显示提示，从键盘上输入一个字符串，并将其转换成整型数据后赋给变量 n    n: 7
i=1              #累加对象变量 i 的初始值为 1    i: 1
sum=0            #累计和变量 sum 的初始值为 0    sum: 0

while i<=n:      #循环语句，循环 n 次，完成从 1 至 n 之间所有值的处理
    if i%2==0:           #判断 i 是否为偶数
        sum+=i           #若是，则将 i 的值累加到和值 sum 中
    i=i+1                #累加对象变量 i 的值递增 1
print("sum="+str(sum)) #输出计算出来的累加和结果
```

单步执行 到 此处

调试　sy1-3偶数求和

线程和变量　控制台

```
import sys; print('Python %s on %s' % (sys.version, sys.pla
C:\python\.venv\Scripts\python.exe -X pycache_prefix=C:\Use
已连接到 pydev 调试器(内部版本号 251.23774.444)n=>? 7
>>>
```

输入 7

i = {int} 1
n = {int} 7
sum = {int} 0
特殊变量

变量监视窗口

图 5-25　PyCharm 调试过程中变量值变化

调试工具栏各选项含义如下。

Step over（F8 快捷键）：单步执行时，越过子函数。

Step into（F7 快捷键）：单步执行时，遇到子函数则进入子函数继续单步执行，有的会跳到源码中执行。

Setp into my code（Alt+Shift+F7 组合键）：单步执行时，遇到子函数则进入子函数继续单步执行，不会进入源码中执行。

Step out（Shift+F8 组合键）：跳出当前函数体。

Resume program（F9 组合键）：恢复程序，直接运行到下一断点处。

四、实验思考

1）在定义变量时，选择不同的数据类型对表达式的运算结果是否有影响？

2）在 Python 程序中，代码缩进表示的含义是什么？

3）如何通过函数 input()输入不同的内容？又如何通过函数 print()控制输出的格式？

实验 5.2 基本数据类型

一、实验目的

1）掌握 Python 基本数据类型在数据中的应用。

2）熟练使用变量、常量和各种运算符处理数据。

3）学会使用内置函数进行数据的输入、输出和计算。

4）理解不同数据结构在医学数据处理中的适用场景。

二、实验环境

Windows 操作系统，Python 3.13 版本。

三、实验内容

根据下列功能要求，编写代码实现。

1. 创建并处理患者基本信息变量

创建并处理患者基本信息变量，具体要求如下。

1）定义患者的 ID、姓名、年龄、性别、身高（m）、体重（kg）、糖尿病史（布尔值）和血压值（元组存储收缩压和舒张压）。

2）计算 BMI。

3）使用 f-string 格式化输出患者信息。

f-string 是 Python 3.6+引入的一种字符串格式化方法，它提供了一种更简洁、更直观的方式来嵌入表达式到字符串中。基本语法格式如下：

```
name = "张三"
age = 45
diagnosis = "高血压"
```

```
    # 使用 f-string 格式化输出
    patient_info = f"患者姓名：{name}，年龄：{age}，诊断结果：{diagnosis}"
    print(patient_info) # 患者姓名：张三，年龄：45，诊断结果：高血压
```

① 性别显示为中文“男”或“女”。

② BMI 需要保留 1 位小数。

③ 糖尿病史显示为中文“是”或“否”。

④ 血压值以“××/×× mmHg”格式输出。

4）根据 BMI 值给出健康提示。

① 小于 18.5 时提示“体重过轻”。

② 18.5～24 之间提示“正常范围”。

③ 24～28 之间提示“超重”。

④ 大于等于 28 时提示“肥胖”。

2. 每日用药剂量计算

每日用药剂量计算的具体要求如下。

1）输入药物的最大日剂量（MAX_DOSE_PER_DAY，单位：mg）、每千克体重的标准药物剂量（STANDARD_DOSE_PER_KG，单位：mg/kg），患者体重（patient_weight，单位：kg），每日给药次数（doses_per_day）。

2）计算标准药物剂量（体重×每千克体重的标准药物剂量），并与药物的最大日剂量比较，取较小值作为实际剂量。

3）如果药物的计算剂量超过最大日剂量，给出警告。

4）输出实际药物日剂量和单次剂量（保留 1 位小数）。

3. 白细胞计数数据分析

白细胞计数数据分析的具体要求如下。

1）使用集合存储白细胞计数数据（自动去重）并定义白细胞正常值范围常量（NORMAL_WBC_MIN 和 NORMAL_WBC_MAX）。

2）显示去重后的原始数据，然后计算并输出数据集中的最高值、最低值和平均值（平均值保留 1 位小数）。

3）通过集合推导式筛选出超出正常范围的值并输出是否存在异常值。

4）输入新的白细胞计数数据并实时显示更新后的完整数据。

4. 创建并操作患者病历字典

创建并操作患者病历字典的具体要求如下。

1）创建一个包括患者 ID、姓名、年龄、性别、诊断结果、用药记录和过敏史的病历字典，其中生命体征数据（体温、脉搏频率、呼吸频率、血压）使用嵌套字典存储。

2）格式化输出患者姓名、诊断结果和当前用药（列表形式的用药记录须转换为用逗号分隔的字符串）。

3）使用嵌套字典添加新的实验室检查结果和修改现有生命体征数据。

5. 遍历并格式化输出病历信息

遍历并格式化输出完整的病历信息，对于嵌套字典类型的数据要进行特殊处理，以层级化的方式清晰展示。

6. 分析一组患者的血糖数据

分析一组患者的血糖数据的具体要求如下。

1）定义一组患者的空腹血糖值、血糖正常值上限（NORMAL_GLUCOSE_MAX）和糖尿病诊断阈值（DIABETES_GLUCOSE_MIN）（单位：mmol/L）。

2）对血糖数据进行分类统计，计算并输出正常血糖、糖尿病前期和糖尿病疑似三类患者的数量及所占百分比（百分比保留 1 位小数）。

① 患者血糖值小于血糖正常值上限，则代表正常血糖。

② 患者血糖值大于等于血糖正常值上限，且小于糖尿病诊断阈值，则代表糖尿病疑似。

③ 患者血糖值大于糖尿病诊断阈值，则代表糖尿病前期。

3）使用列表推导式和三目运算符对原始血糖数据进行标记处理，正常值直接显示，偏高值在数值后加“*”，过高值在数值后加“↑”，并输出标记后的完整数据集。

7. 计算患者体脂率

计算患者体脂率的具体要求如下。

1）输入患者的性别、年龄、体重（kg）、身高（cm）和腰围（cm）。

2）根据性别使用不同公式计算体脂率。

3）输出体脂率及健康建议。

四、实验思考

1）在医学数据处理中，为什么元组比列表更适合存储如血压值这样的数据？

2）字典数据结构如何更好地组织复杂的患者病历信息？

3）在处理医学数值数据时，浮点数比较可能存在的问题及解决方案是什么？

4）Python 的哪些内置函数在医学数据分析中最常用？举例说明其应用场景。

实验 5.3　程序的控制结构

一、实验目的

1）熟练掌握关系运算符和逻辑运算符的使用。

2）熟练掌握分支结构的使用。

3）掌握条件表达式的使用。

4）熟练掌握关系运算符和逻辑运算符的使用。

5）掌握 range()函数的使用方法，能将其与 for 循环配合使用。

6）掌握 while 循环语句的使用。

7）掌握循环结构中 break、continue 语句的功能及其应用情境。

8）掌握选择结构与循环结构的嵌套，能在程序设计中用循环实现迭代和穷举。

二、实验环境

Windows 操作系统，Python 3.13 版本。

三、实验内容

1. 顺序结构

1）编写程序实现：提示并输入患者就诊信息，在输入结束后显示其信息。运行结果如图 5-26 所示。

```
---请输入您的就诊信息---
姓名:王丽
性别: 女
年龄:20
就诊科室:呼吸科
主诉症状:头疼，咳嗽，流清鼻涕
------------END------------

---您的就诊信息如下---
姓名:王丽
性别:女
年龄:20
就诊科室:呼吸科
主诉症状:头疼，咳嗽，流清鼻涕
----------------------
```

图 5-26　运行结果——就诊信息

2）编写程序实现：任意两个数字求和，并以算术表达式的方式显示。运行结果如图 5-27 所示。显示提示“输入 a:”，从键盘上输入一个数，如 34；再显示提示“输入 b:”，从键盘上输入一个数，如 65；显示结果 34+65=99。

```
=== 数字求和计算器 ===
输入a: 34
输入b: 65
34 + 65 = 99
```

图 5-27　运行结果——两数求和

3）创新挑战——编写程序实现：随机产生一个 4 位整数，求其逆序数，如产生的原始数是 5278，则逆序数为 8725。计算两个数立方差的绝对值，以及两个数和的平方根（要求结果保留两位小数）。程序运行结果如图 5-28 所示。

```
原始数字: 8278
逆序数字: 8728
立方差绝对值: 97629143400
和的平方根: 130.41
```

图 5-28　运行结果——数的运算

操作提示：

① 生成随机数：使用 random 模块生成一个 4 位整数（范围：1000～9999）。

② 计算逆序数字：将整数转换为字符串，反转字符串，再将结果转换回整数。

③ 计算立方差：计算原始数字和逆序数字的立方，求它们的差的绝对值。

④ 计算和的平方根：计算原始数和逆序数的和，使用 math 模块的 sqrt()函数计算平方根，并保留两位小数。

⑤ 输出结果：使用 print()函数输出原始数字、逆序数字、两个数的立方差的绝对值以及两个数和的平方根。

2. 分支结构

1）诚信是中国传统美德之一，也是社会主义核心价值观的重要组成部分。编写一个 Python 程序，首先介绍诚信的基本概念及其在现代社会中的重要性，然后让用户回答两个关于诚信的小问题，最后根据用户的回答给出评价或建议，如表 5-2 所示。

表 5-2　文本内容 1

<table>
<tr><td>介绍</td><td colspan="3">欢迎来到诚信小课堂！
诚信是中华民族的传统美德，也是现代公民应具备的基本素质。
它不仅体现了个人的道德修养，更是构建和谐社会的基石。</td></tr>
<tr><td rowspan="2">问题 1</td><td rowspan="2">问题 1：捡到财物应该怎么办？
1. 据为己有
2. 寻找失主归还
请输入你的答案（A/B）：</td><td>A</td><td>选择 A 是不正确的做法哦。记住，诚实守信是我们应该遵循的原则。</td></tr>
<tr><td>B</td><td>答得好！选择 B 表明你了解诚信的重要性。</td></tr>
<tr><td rowspan="2">问题 2</td><td rowspan="2">问题 2：考试的时候发现旁边的同学作弊，你应该怎么做？
1. 加入他一起作弊
2. 报告老师
请输入你的答案（A/B）：</td><td>A</td><td>选择 A 是错误的行为，这违反了考试规则和诚信原则。</td></tr>
<tr><td>B</td><td>答得好！选择 B 说明你愿意维护公平正义，这是诚信的表现之一。</td></tr>
<tr><td>结束语</td><td colspan="3">感谢参与诚信小课堂，希望你能成为一位诚实守信的人！</td></tr>
</table>

程序运行结果如图 5-29 所示。

```
欢迎来到诚信小课堂！
诚信是中华民族的传统美德，也是现代公民应具备的基本素质。
它不仅体现了个人的道德修养，更是构建和谐社会的基石。

问题1：捡到财物应该怎么办？
A. 据为己有
B. 寻找失主归还
请输入你的答案（A/B）：A
选择A是不正确的做法哦。记住，诚实守信是我们应该遵循的原则。

问题2：考试的时候发现旁边的同学作弊，你应该怎么做？
A. 加入他一起作弊
B. 报告老师
请输入你的答案（A/B）：B
答得好！选择B说明你愿意维护公平正义，这是诚信的表现之一。

感谢参与诚信小课堂，希望你能成为一位诚实守信的人！
```

图 5-29　运行结果——文本 1

2）编写程序实现：根据中医体质辨识得分生成体质分析报告。判断依据见表 5-3。

操作提示：采用多分支结构实现。

表 5-3　文本内容 2

中医体质辨识得分	体质分析报告
>85	【体质类型】平和质。 【体质分析】阴阳气血调和，体态适中，精力充沛。 【调理建议】保持规律作息，均衡饮食即可。

续表

中医体质辨识得分	体质分析报告
70～84	【体质类型】偏颇质（亚健康状态）。 【体质分析】存在轻度体质失衡，须注意调理。 【调理建议】根据具体偏颇方向选择针对性调理方案。
60～69	【体质类型】偏颇质（明显失衡）。 【体质分析】存在明显体质偏颇，须重点关注。 【调理建议】建议中医面诊制定个性化调理方案。
<60	【体质类型】偏颇质（严重失衡）。 【体质分析】体质严重失衡，可能存在健康问题。 【调理建议】立即就医检查，须专业中医干预调理。

程序运行结果如图 5-30 所示。

```
=== 中医体质辨识 ===
请输入您的体质辨识总得分（0～100）：76

=== 体质分析报告 ===
总得分：76.0
【体质类型】偏颇质（亚健康状态）
【体质分析】存在轻度体质失衡，须注意调理。
【调理建议】根据具体偏颇方向选择针对性调理方案。
```

图 5-30　运行结果——文本 2

3）五年规划（五年计划）是中国特色社会主义制度下国家中长期发展战略的核心政策工具。我国从 1953 年开始实施五年计划，每五年制定一次国民经济和社会发展总体规划，明确国家阶段性的战略方向、重点任务和量化指标。从“十一五”起，“五年计划”改为“五年规划”。

根据表 5-4，输入一个年份（2006～2025），输出该年份对应的五年规划（从“十一五”到“十四五”）的名称及其主要目标。要求程序通过多分支结构（if...elif...else 语句）判断规划所属年份，并输出结果。

表 5-4　文本内容 3

序号	五年规划名称	实施年份	目标概述
1	十一五规划	2006～2010	落实科学发展观，构建社会主义和谐社会
2	十二五规划	2011～2015	加快转变经济发展方式，推进创新型国家建设
3	十三五规划	2016～2020	全面建成小康社会，打赢三大攻坚战
4	十四五规划	2021～2025	开启全面建设社会主义现代化国家新征程，推动高质量发展

程序运行结果如图 5-31 所示

```
请输入年份（2001～2025）：2018
十三五规划（2016～2020）
目标：全面建成小康社会，打赢三大攻坚战
```

图 5-31　运行结果——文本 3

4）评选三好学生。评选的条件是语文、数学、外语三门课程均及格，并且三门课程平均成绩至少 80 分及以上。编写程序实现：输入三门课的成绩，判断是否为三好学生。具体要求如下。

① 输入必须为数字，若为其他字符，则显示“请重新输入！”。

② 输入的分数必须在 0～100 之间，若不在该区间，则显示“请输入 0～100 之间的数字！”。

③ 输入三个符合要求的分数后，计算平均分并进行判断，显示平均分及判断结果。

3. 循环结构

根据程序运行结果，自行编写程序代码。

1）完善如下程序：输入一个正整数 N，计算并输出 N!（N 的阶乘值）。

```
# 获取用户输入并验证
while True:
    try:
        n = int(input("请输入一个正整数 N (0 ≤ N ≤ 20):"))
        if n < 0 or n > 20:
            print("请输入 0 到 20 之间的整数！")
        else:
            ________________________
    except ValueError:
        print("输入无效，请输入一个整数！")
    # 计算阶乘
fact = 1
for i in:
    fact *= i
print(f"{n}! = {fact}")    # 输出结果
```

2）编写程序，打印直角型九九乘法表，如图 5-32 所示。

```
直角三角形式九九乘法表：
1×1= 1
1×2= 3  2×2= 4
1×3= 3  2×3= 6  3×3= 9
1×4= 4  2×4= 8  3×4=12  4×4=16
1×5= 5  2×5=10  3×5=15  4×5=20  5×5=25
1×6= 6  2×6=12  3×6=18  4×6=24  5×6=30  6×6=36
1×7= 7  2×7=14  3×7=21  4×7=28  5×7=35  6×7=42  7×7=49
1×8= 8  2×8=16  3×8=24  4×8=32  5×8=40  6×8=48  7×8=56  8×8=64
1×9= 9  2×9=18  3×9=27  4×9=36  5×9=45  6×9=54  7×9=63  8×9=72  9×9=81
```

图 5-32 直角型九九乘法表

3）创新挑战：建立一个健康评估系统。评估标准：体温、心率、血压三项指标均处于正常范围，且综合健康评分达到 80 分及以上。具体要求如下.

① 体温正常范围：36.0～37.3℃。

② 心率正常范围：60～100 次/min。

③ 血压正常范围：收缩压 90～140mmHg，舒张压 60～90mmHg。

④ 综合评分计算：(体温评分+心率评分+血压评分)/3，每项指标正常则得 100 分，异常则得 0 分。其中，血压评分为收缩压和舒张压得分的平均值。

⑤ 健康状态评估：综合评分 80 分以上，评估结果为“优秀”；60～80 分，评估结果为“需注意”；小于 60 分，评估结果为“不达标”。

操作提示：

① 输入三项健康指标值。

② 验证输入有效性（必须为数字，且在合理范围）。体温要求 34～42℃，心率要求 40～150 次/min，血压要求 50～200mmHg，收缩压与舒张压之间用“/”分隔。若不满足验证条件则弹出错误提示。

③ 计算综合评分并评估健康状态。

④ 输出评估结果。

程序运行结果如图 5-33 所示。

```
===================== RESTART: C:/python/sy3-3健康评估系统.py ===========
=== 健康评估系统===
请输入体温（℃）：37
请输入心率（次/min）：100
请输入血压（mmHg，格式：收缩压/舒张压）：112,90
格式错误！请使用收缩压/舒张压格式（如：120/80）
请输入血压（mmHg，格式：收缩压/舒张压）：112/90

=== 健康评估报告 ===
体温：37.0℃ 正常
心率：100.0次/min 正常
血压：112.0/90.0 mmHg 正常
综合评分：100.0/100
☑ 健康评估结果：优秀

===================== RESTART: C:/python/sy3-3健康评估系统.py ===========
=== 健康评估系统===
请输入体温（℃）：36.9
请输入心率（次/min）：132
请输入血压（mmHg，格式：收缩压/舒张压）：150/78

=== 健康评估报告 ===
体温：36.9℃ 正常
心率：132.0次/min 异常
血压：150.0/78.0 mmHg 异常
综合评分：50.0/100
✘ 健康评估结果：不达标
```

图 5-33　运行结果——健康评估系统 1

输入有效性验证运行结果如图 5-34 所示。

```
=== 健康评估系统===
请输入体温（℃）：56
请输入34至42之间的有效温度值！
请输入体温（℃）：36.5
请输入心率（次/min）：23
请输入40至150之间的有效心率值！
请输入心率（次/min）：200
请输入40至150之间的有效心率值！
请输入心率（次/min）：120
请输入血压（mmHg，格式：收缩压/舒张压）：12
格式错误！请使用收缩压/舒张压格式（如：120/80）
请输入血压（mmHg，格式：收缩压/舒张压）：12/100
请输入50至200之间的有效血压值！
请输入血压（mmHg，格式：收缩压/舒张压）：100/67

=== 健康评估报告 ===
体温：36.5℃ 正常
心率：120.0次/min 异常
血压：100.0/67.0 mmHg 正常
综合评分：66.7/100
⚠ 健康评估结果：需注意
```

图 5-34　运行结果——健康评估系统 2

4. 程序控制结构综合案例

人民健康是民族昌盛和国家富强的重要标志，预防是最经济、最有效的健康策略。中共中央、国务院发布《“健康中国 2030”规划纲要》，提出了健康中国建设的目标和任务。党的十九大作出实施健康中国战略的重大决策部署，强调坚持预防为主，倡导健康文明生活方式，预防控制重大疾病。

为贯彻落实《“健康中国 2030”规划纲要》和《国务院关于实施健康中国行动的意见》，完善健康中国建设推进协调机制，保障“健康中国行动”有效实施，国家卫生健康委员会制定了《健康中国行动（2019—2030 年）》（以下简称《健康中国行动》）。

步数标准：参考《健康中国行动》中“全民健身行动”对每日步行量的推荐。≥10000 步为达标，≥6000 步合格，<6000 步为不足！

睡眠时长：参考《健康中国行动》对成人睡眠的指导。7～8h 为睡眠充足，≥5h、<7h 为睡眠不足，<5h 为严重睡眠不足。

屏幕时间：倡导减少久坐行为，成人使用屏幕平均时长：≤3h 为屏幕时间合理，>3h、≤6h 为屏幕时间较长，>6h 为屏幕时间过长。

编写程序，实现健康中国 • 每日健康习惯评估系统，要求根据输入的步数、睡眠时长和屏幕时间，参考《健康中国行动》标准，输出健康评估结果。

操作提示：

① 分别输入步数、睡眠时长和屏幕时间指标值。

② 分别对步数、睡眠时长和屏幕时间进行评估，并匹配相应提示。

③ 输出评估结果。

④ 判断是否继续评估下一位，y/n。

程序运行结果如图 5-35 所示。

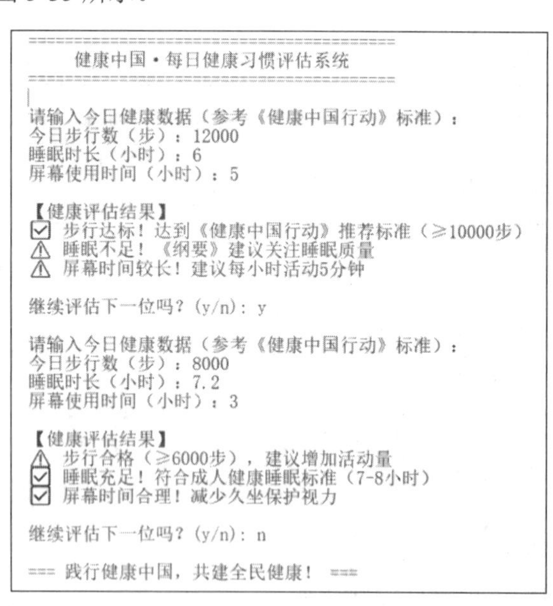

图 5-35 运行结果——综合案例

四、实验思考

1）在上述实验中，请尝试应用多种方法进行练习，并对输入进行有效性验证。当存在分支嵌套或循环嵌套情况时，如何理清它们互相之间的关系？

2）思考如何避免死循环，以及使用循环时的终止条件。

实验 5.4　函　　数

一、实验目的

1）理解自定义函数过程的定义和调用方法。

2）掌握自定义函数的定义和调用方法。

3）理解函数中的参数的作用。

二、实验环境

Windows 操作系统，Python 3.13 版本。

三、实验内容

1）编写一个函数 Fabonacci(n)，其中参数 n 代表第 n 次的迭代。

2）编写一个函数 Prime(n)，对于已知正整数 n，判断该数是否为素数，如果是素数，返回 True，否则返回 False。

3）利用题目 2）中判断素数的函数，编写程序找出 1～100 之间的所有孪生素数（若两个素数之差为 2，则这两个素数就是一对孪生素数）。例如，3 和 5、5 和 7、11 和 13 等都是孪生素数。

提示：如果 n 和 n+2 都是素数，那就是孪生素数。

4）编写一个求润年的函数 Leapyear(n)，输入年份，统计该年是不是闰年，如果是闰年，则返回 True；否则返回 False。

5）编写一个求三角形面积的函数 TriangleArea(a,b,c)，其中 a、b、c 为分别为三角形三条边。三角形面积公式为

$$\text{area}=\sqrt{s(s-a)(s-b)(s-c)}\text{，}\ s=\frac{1}{2}(a+b+c)$$

四、实验思考

编写一个程序，对考试成绩进行统计，统计内容包括平均分、分数排序、求最高分、求最低分。

设计思路：因为要对成绩进行各项操作，根据模块划分的方法，将每一种操作分别设计成一个函数，按照题目要求，这里设计四个函数，分别完成对成绩求平均分、分数排序、求最高分和求最低分的功能，请完善代码。

```
# 统计考试成绩
def average_score(scores):          # 统计平均分
    ________________
def sorted_score(scores):           # 对成绩从高到低排序
    ________________
def max_score(scores):              # 成绩最高的姓名和分数
    ________________
def min_score(scores)               # 成绩最低的姓名和分数
```

```
    ________________________
# 主程序调用
if __name__ == "__main__":
    examine_scores = {"li zhi": 95, "zhao hong": 96, "huang he": 55, "hu yang": 85, "zeng tian": 50, "chen chi": 72, "liu hai": 78, "jiang hong": 95, "qian jiang": 95}
    ave = average_score(examine_scores)
    print("平均分是: ", ave)        # 计算平均分
    sor = sorted_score(examine_scores)
    print("成绩表: ", sor)          # 获取排序后的成绩表
    youxiu = max_score(examine_scores)
    print("最高分: ", youxiu)                # 获取最高分及获得者
    yiban = min_score(examine_scores)
print("最低分: ", yiban)                     # 获取最低分及获得者
```

实验 5.5　序列数据类型

一、实验目的

1）掌握列表、元组、字典、集合、字符串组合数据类型的应用。
2）掌握组合数据类型在数据存储、查询、统计以及整合等方面的应用。
3）理解组合数据类型在医学数据处理中的应用方法和优势。

二、实验环境

Windows 操作系统，Python 3.13 版本。

三、实验内容

根据下列功能要求，编写代码实现。

1. 使用列表存储并处理患者基本信息

1）将每个患者信息用另一个列表表示，包含患者 ID、姓名、年龄和性别信息。
2）实现添加新患者信息功能。
3）实现根据患者 ID 查找患者信息功能。
4）实现修改患者信息功能。
5）实现删除患者信息功能。

2. 使用元组存储并管理疫苗接种记录

1）创建一个元组列表，每个元组表示一条疫苗接种记录（患者 ID, 疫苗类型, 接种日期, 接种剂量）。
2）实现统计特定疫苗接种人数功能。
3）查找特定患者接种历史功能。
4）统计某一天接种总剂量功能。

3. 使用字典管理医院药品库存

1）创建一个字典，键为药品名称，值为药品剩余库存数量。
2）实现添加新药品功能。
3）实现药品入库功能（增加库存）。
4）实现药品出库功能（减少库存，库存不能为负）。
5）实现查询药品库存功能。

4. 使用集合存储患者

1）创建一个集合，用于存储患者 ID。
2）实现患者 ID 的添加、移除、查询和去重。

5. 使用字符串处理函数分析医疗报告文本

1）创建一个包含医疗报告的字符串。
2）实现统计报告中特定关键词出现次数的功能。
3）提取报告中所有药物名称的功能（假设药物名称以大写字母开头）。
4）实现将报告转换为简要摘要的功能。

6. 运用组合数据类型，构建医学数据分析系统

1）使用列表存储患者信息，包含患者 ID、姓名、年龄和性别信息。
2）使用元组列表记录疫苗接种信息，包含患者 ID、疫苗类型和接种日期信息。
3）提供统计特定患者接种疫苗次数的功能。
4）使用字典管理药品库存，其中键为药名，值为库存量。
5）提供消耗药品库存的功能，当药品库存不足时预警。
6）使用集合存储病历关键词。
7）提供添加病历关键词的功能，利用集合的特性自动去重。

7. 运用组合数据类型，构建医院资源管理系统

1）使用字典管理医生排班（键为日期，值为元组列表）。
2）使用字典和集合跟踪医疗设备状态（键为设备名，值包含状态和位置）。
3）使用列表存储患者预约信息（每个预约为字典）。
4）实现查询排班、添加预约和更新设备状态功能。

8. 运用组合数据类型，构建医学文献管理系统

1）通过列表存储文献信息，利用字典分别构建作者与文献、关键词与文献的关联索引。

2）实现添加文献、查询作者文献及关键词搜索文献功能，方便对医学文献进行管理与检索。

四、实验思考

1）为什么要用这些组合数据类型存储数据？其他数据类型能否替代？它们各自的优

缺点是什么？

2）除了条件判断，还有哪些输入验证方法？各自适用于什么场景？

3）怎样提高程序健壮性，避免死循环和其他异常？

实验 5.6 文件和数据格式化

一、实验目的

1）熟练掌握内置函数 open()和 close()的用法。

2）学会运用 write()和 writelines()方法将数据写入文件。

3）学会运用 read()、readline()、readlines()方法和文件遍历读取数据。

4）熟练掌握 CSV 文件的读写操作。

5）熟练掌握文件目录的常用操作。

二、实验环境

Window 操作系统，Python 3.13 或 PyCharm 2024.3.5 工作环境，已安装 CSV 库。

三、实验内容

1. 写入

将下列文字分别用 write()和 writelines()方法写入 text1.txt 和 text2.txt 文件中。

五星红旗，你是我的骄傲！
五星红旗，我为你自豪！
为你欢呼，我为你祝福！
你的名字，比我生命更重要！

请在横线处完善下面的代码。

（1）write()方法

```
    str = """五星红旗，你是我的骄傲！\n 五星红旗，我为你自豪！\n 为你欢呼，我为你祝福！\n 你的名字，比我生命更重要！\n"""
    f=____("text1.txt", "w", encoding = "utf-8") as f:# 以写的方式打开文件
    __________    # 写文件
    __________    # 关闭文件
```

（2）writelines()方法

```
    str = ['五星红旗，你是我的骄傲！\n', '五星红旗，我为你自豪！\n', '为你欢呼，我为你祝福！\n', '你的名字，比我生命更重要！\n']
    with open("text2.txt", "w", encoding="utf-8") as f:# 以写的方式打开文件
    __________    # 写文件
```

2. 遍历

使用 read()、readline()、readlines()和文件遍历四种不同方法读取 text1.txt 文件的内容。

（1）read()方法

```
    with open("text1.txt", "r", encoding = "utf-8") as f: # 以读的方式打开文件
```

```
    txt =________________   # 读取文件
    print(txt)
         ________________   # 关闭文件
```

（2）readline()方法

```
with open("text1.txt", "r", encoding = "utf-8") as f: #以读的方式打开文件
    line =________________   # 读取文件
    print(line)
    while(line! = ""):
         line =__________   # 读取文件
         print(line)
```

（3）readlines()方法

```
with open("text1.txt", "r", encoding = "utf-8") as f:# 以读的方式打开文件
    txt = "".join__________   # 读取文件
    print(txt)
```

（4）文件遍历方法

```
with open("text1.txt", "r", encoding = "utf-8") as f:# 以读的方式打开文件
    for line in: __________   # 遍历文件
         print(line)
```

3. 写入、读取

编写两个函数 write file csv()和 read file csv()，将列表 medical_records 的数据写入文件 medical_records.csv 中，然后读取该文件的内容。

```
medical_records = [
    ['patient_id', 'name', 'age', 'gender', 'diagnosis', 'treatment'],
    [1001, '张三', 45, 'M', 'Hypertension', 'Lisinopril'],
    [1002, '李四', 62, 'F', 'Diabetes', 'Metformin'],
    [1003, '王五', 38, 'M', 'Asthma', 'Albuterol']
]
# 代码部分，请注意：应用程序和保存的文件在同一目录下
  import csv
  def write_file_csv(file_path,file_list):  # 写文件函数定义
      ____________________________________
      # 请在下面编写函数体
      __________________________________
      __________________________________
  def read_file_csv(file_path):              # 读文件函数定义
      # 请在下面编写函数体
      ____________________________________
      ____________________________________
      ____________________________________
  if __name__ =' __main__':
    medical_records = [
    ['patient_id', 'name', 'age', 'gender', 'diagnosis', 'treatment'],
    [1001, '张三', 45, 'M', 'Hypertension', 'Lisinopril'],
    [1002, '李四', 62, 'F', 'Diabetes', 'Metformin'],
    [1003, '王五', 38, 'M', 'Asthma', 'Albuterol']
```

```
    ]
        # 写入的文件在应用程序所在的目录下
        file_path='medical_records.csv'
        write_file_csv(file_path,medical_records)  # 调用自定义的写文件函数
        read_file_csv(file_path)  # 调用自定义的读文件函数
```

4. 其他文件目录操作

完成以下文件目录操作。

1）获取当前工作路径。

2）创建 patient_num 目录。

3）在 patient_num 目录下添加以下文件（a.dcm，b.jpg，c.jpg，d.png）。

4）将非 JPG 格式文件，修改为 DCM 格式。

5）显示 patient_num 文件夹中所有内容的名称。

6）删除 D:/patient/patient_num1 目录，在删除前首先要判断是否存在这个目录。

四、实验思考

1）调用 open()函数打开文件并对数据进行读写操作后，必须再调用什么函数才能保证最终成功将数据写入文件？

2）readline()和 readlines()方法的区别是什么？

3）write()和 writelines()方法的区别是什么？

第 6 章

Python 医学数据智能分析

实验 6.1　医学数据预处理

一、实验目的

1）掌握医学数据的缺失值处理与数据归一化常用方法。

2）掌握用 Python 编写医学数据中缺失值处理代码的基本语法。

3）掌握用 Python 编写医学数据归一化的基本语法。

二、实验环境

Python 3.13 或 PyCharm 2024.3.5 工作环境，已安装 Pandas 库、NumPy 库和 Scipy 库。

三、实验内容

1. 软件安装

（1）使用 pip 安装

pip 是 Python 包管理工具，使用它安装 Pandas、NumPy 和 Scipy 非常简单。以下是安装步骤。

1）打开命令行工具（如 Windows 的 CMD、macOS 或 Linux 的终端）。

2）输入以下命令并按回车键。

```
pip install pandas
pip install numpy
pip install scipy
```

（2）PyCharm 安装

如果使用的是 PyCharm，使用 PyCharm 包管理器，也可安装 Pandas、NumPy 和 Scipy。

下面以安装 Pandas 为例，给出安装步骤（安装 Numpy、Scipy 等与安装 Pandas 步骤相同）。

1）打开 PyCharm 软件。

2）选择“文件”→“设置”选项，如图 6-1 所示。

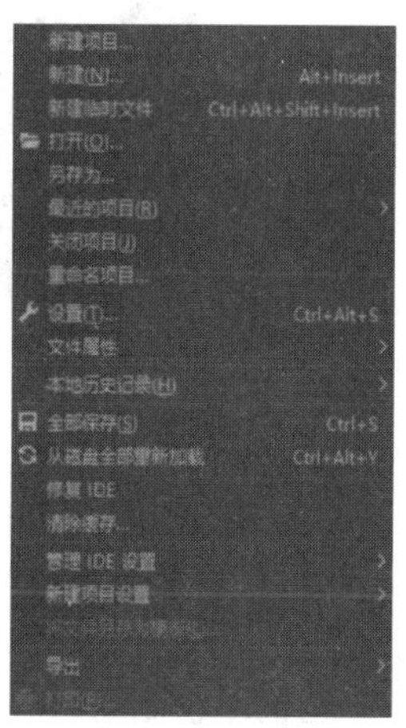

图 6-1　选择“设置”选项

3）在打开的 Python 解释器窗口中单击方框上的⊞按钮，如图 6-2 所示。

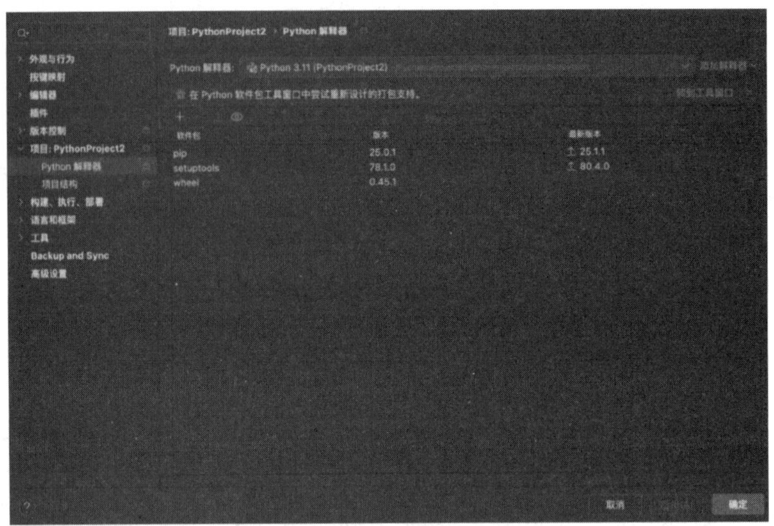

图 6-2　选择 Python 解释器

4）在选择框中搜索 Pandas 插件，单击“安装软件包”按钮进行安装，如图 6-3 所示。

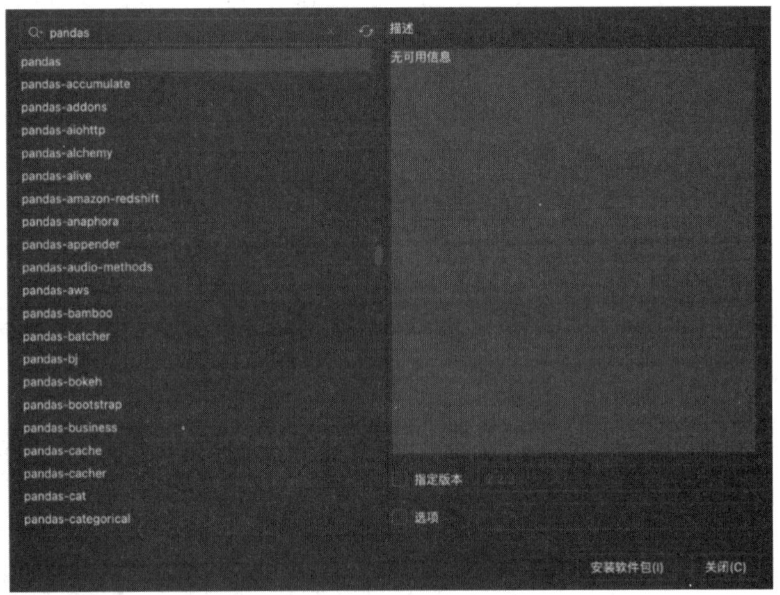

图 6-3　搜索安装包并安装软件

2. 编写程序

1）给定一组包含缺失值的医学数据（如患者年龄、血压、血糖等指标），使用适当的方法处理缺失值。

程序代码如下：

```
import pandas as pd
import numpy as np
```

```
from sklearn.impute import SimpleImputer

# 创建包含缺失值的体检数据（15 条记录）
data = {
    '患者 ID': [1, 2, 3, 4, 5, 6, 7, 8, 9, 10, 11, 12, 13, 14, 15],
    '年龄': [45, np.nan, 60, 38, 50, 52, 28, 65, 60, 42, 55, 48, np.nan,
33, 50],
    '收缩压': [120, 130, np.nan, 110, 125, 140, np.nan, 118, 135, np.nan,
128, 122, 138, np.nan, 132],
    '舒张压': [80, 85, 90, np.nan, 82, 88, 78, 80, 92, 84, np.nan, 86, 95,
81, np.nan],
    '血糖': [5.6, 6.2, 5.9, np.nan, 6.0, 5.7, 6.5, 5.8, 6.0, 6.1, 5.4,
np.nan, 6.3, 5.2, 5.9],
    '性别': ['男', '女', np.nan, '男', '女', '男', '女', '男', '男', '女',
'男', '女', np.nan, '男', '女'],
    '胆固醇': [4.8, np.nan, 5.2, 4.5, 5.8, np.nan, 5.1, 4.9, 5.5, np.nan,
4.7, 5.3, 5.0, np.nan, 5.4]
}
df = pd.DataFrame(data)

# 将患者 ID 列设置为行索引
df.set_index('患者 ID', inplace=True)
print("原始数据（15 条记录）：")
print(df)
print("\n 缺失值统计：")
print(df.isnull().sum())

# 方法 1：删除法（删除包含缺失值的行）
df_dropna = df.dropna()
print("\n 方法 1：删除缺失值后的数据（剩余{}条）：".format(len(df_dropna)))
print(df_dropna)

# 方法 2：均值填充（数值型特征）
mean_fill = df.copy()
numeric_cols = ['年龄', '收缩压', '舒张压', '血糖', '胆固醇']
for col in numeric_cols:
    mean_fill[col] = mean_fill[col].fillna(df[col].mean())
    mean_fill['性别'] = mean_fill['性别'].fillna(df['性别'].mode()[0])
print("\n 方法 2：均值填充结果：")
print(mean_fill)

# 方法 3：中位数填充（数值型特征）
median_fill = df.copy()
imputer = SimpleImputer(strategy='median')
median_fill[numeric_cols] = imputer.fit_transform(median_fill[
numeric_cols])
median_fill['性别'] = median_fill['性别'].fillna(df['性别'].mode()[0])
print("\n 方法 3：中位数填充结果：")
print(median_fill)
```

```
# 方法 4：众数填充（分类特征）
mode_fill = df.copy()
mode_fill = mode_fill.fillna(df.mode().iloc[0])
print("\n方法 4：众数填充结果：")
print(mode_fill)
```

程序运行结果如下：

```
原始数据（15 条记录）：
    患者 ID    年龄     收缩压    舒张压     血糖  性别  胆固醇
0      1     45.0    120.0    80.0     5.6    男   4.8
1      2     NaN     130.0    85.0     6.2    女   NaN
2      3     60.0    NaN      90.0     5.9    NaN  5.2
3      4     38.0    110.0    NaN      NaN    男   4.5
4      5     50.0    125.0    82.0     6.0    女   5.8
5      6     52.0    140.0    88.0     5.7    男   NaN
6      7     28.0    NaN      78.0     6.5    女   5.1
7      8     65.0    118.0    80.0     5.8    男   4.9
8      9     60.0    135.0    92.0     6.0    男   5.5
9     10     42.0    NaN      84.0     6.1    女   NaN
10    11     55.0    128.0    NaN      5.4    男   4.7
11    12     48.0    122.0    86.0     NaN    女   5.3
12    13     NaN     138.0    95.0     6.3    NaN  5.0
13    14     33.0    NaN      81.0     5.2    男   NaN
14    15     50.0    132.0    NaN      5.9    女   5.4

缺失值统计：
患者 ID    0
年龄       2
收缩压     4
舒张压     3
血糖       2
性别       2
胆固醇     4
dtype: int64

方法 1：删除缺失值后的数据（剩余 4 条）：
   患者 ID    年龄    收缩压    舒张压    血糖  性别  胆固醇
0     1      45.0   120.0     80.0     5.6   男    4.8
4     5      50.0   125.0     82.0     6.0   女    5.8
7     8      65.0   118.0     80.0     5.8   男    4.9
8     9      60.0   135.0     92.0     6.0   男    5.5

方法 2：均值填充结果：
   患者 ID     年龄    收缩压    舒张压   血糖  性别  胆固醇
0     1      45.00  120.00   80.00  5.60  男   4.80
1     2      48.15  130.00   85.00  6.20  女   5.11
2     3      60.00  127.09   90.00  5.90  男   5.20
```

```
3     4      38.00  110.00  85.08  5.89  男   4.50
4     5      50.00  125.00  82.00  6.00  女   5.80
5     6      52.00  140.00  88.00  5.70  男   5.11
6     7      28.00  127.09  78.00  6.50  女   5.10
7     8      65.00  118.00  80.00  5.80  男   4.90
8     9      60.00  135.00  92.00  6.00  男   5.50
9     10     42.00  127.09  84.00  6.10  女   5.11
10    11     55.00  128.00  85.08  5.40  男   4.70
11    12     48.00  122.00  86.00  5.89  女   5.30
12    13     48.15  138.00  95.00  6.30  男   5.00
13    14     33.00  127.09  81.00  5.20  男   5.11
14    15     50.00  132.00  85.08  5.90  女   5.40

方法 3：中位数填充结果：
    患者 ID   年龄   收缩压  舒张压  血糖  性别  胆固醇
0     1      45.0   120.0  80.0   5.6  男   4.8
1     2      50.0   130.0  85.0   6.2  女   5.1
2     3      60.0   128.0  90.0   5.9  男   5.2
3     4      38.0   110.0  84.5   5.9  男   4.5
4     5      50.0   125.0  82.0   6.0  女   5.8
5     6      52.0   140.0  88.0   5.7  男   5.1
6     7      28.0   128.0  78.0   6.5  女   5.1
7     8      65.0   118.0  80.0   5.8  男   4.9
8     9      60.0   135.0  92.0   6.0  男   5.5
9     10     42.0   128.0  84.0   6.1  女   5.1
10    11     55.0   128.0  84.5   5.4  男   4.7
11    12     48.0   122.0  86.0   5.9  女   5.3
12    13     50.0   138.0  95.0   6.3  男   5.0
13    14     33.0   128.0  81.0   5.2  男   5.1
14    15     50.0   132.0  84.5   5.9  女   5.4

方法 4：众数填充结果：
    患者 ID   年龄   收缩压      舒张压   血糖  性别  胆固醇
0     1      45.0  120.0      80.0    5.6  男    4.8
1     2      50.0  130.0      85.0    6.2  女    4.5
2     3      60.0  110.0      90.0    5.9  男    5.2
3     4      38.0  110.0      80.0    5.9  男    4.5
4     5      50.0  125.0      82.0    6.0  女    5.8
5     6      52.0  140.0      88.0    5.7  男    4.5
6     7      28.0  110.0      78.0    6.5  女    5.1
7     8      65.0  118.0      80.0    5.8  男    4.9
8     9      60.0  135.0      92.0    6.0  男    5.5
9     10     42.0  110.0      84.0    6.1  女    4.5
10    11     55.0  128.0      80.0    5.4  男    4.7
11    12     48.0  122.0      86.0    5.9  女    5.3
12    13     50.0  138.0      95.0    6.3  男    5.0
13    14     33.0  110.0      81.0    5.2  男    4.5
```

```
    14    15       50.0  132.0       80.0     5.9  女    5.4
```

2）以同一组医学数据为例，首先删除缺失值的行，再输出剩余数据并指定对年龄、收缩压、舒张压、血糖以及胆固醇列进行归一化处理。

程序代码如下：

```
import pandas as pd
import numpy as np
from sklearn.preprocessing import MinMaxScaler, StandardScaler

# 创建包含缺失值的体检数据（15 条记录）
data = {
    '患者ID': [1, 2, 3, 4, 5, 6, 7, 8, 9, 10, 11, 12, 13, 14, 15],
    '年龄': [45, np.nan, 60, 38, 50, 52, 28, 65, 60, 42, 55, 48, np.nan,
33, 50],
    '收缩压': [120, 130, np.nan, 110, 125, 140, np.nan, 118, 135, np.nan,
128, 122, 138, np.nan, 132],
    '舒张压': [80, 85, 90, np.nan, 82, 88, 78, 80, 92, 84, np.nan, 86, 95,
81, np.nan],
    '血糖': [5.6, 6.2, 5.9, np.nan, 6.0, 5.7, 6.5, 5.8, 6.0, 6.1, 5.4,
np.nan, 6.3, 5.2, 5.9],
    '性别': ['男', '女', np.nan, '男', '女', '男', '女', '男', '男', '女',
'男', '女', np.nan, '男', '女'],
    '胆固醇': [4.8, np.nan, 5.2, 4.5, 5.8, np.nan, 5.1, 4.9, 5.5, np.nan,
4.7, 5.3, 5.0, np.nan, 5.4]
}
df = pd.DataFrame(data)
print("原始数据（15 条记录）：")
print(df)

# 删除法后的数据
clean_data = df.dropna()
print("\n删除缺失值后的数据：")
print(f"剩余记录数：{len(clean_data)}条")
print(clean_data)

# 使用删除法后的完整数据，首先指定需要归一化的列
numeric_cols = ['年龄', '收缩压', '舒张压', '血糖', '胆固醇']
clean_data = clean_data[numeric_cols]

# Min-Max 归一化
minmax = MinMaxScaler()
data_minmax = pd.DataFrame(minmax.fit_transform(clean_data),
                     columns=clean_data.columns)

# Z-score 标准化
standard = StandardScaler()
data_standard = pd.DataFrame(standard.fit_transform(clean_data),
                     columns=clean_data.columns)
```

```
print("\n 归一化前原始数据：")
print(clean_data)
print("\nMin-Max 归一化结果：")
print(data_minmax)
print("\nZ-score 标准化结果：")
print(data_standard)
```

程序运行结果如下：

```
原始数据（15 条记录）：
    患者 ID    年龄     收缩压     舒张压     血糖    性别    胆固醇
0     1      45.0    120.0     80.0     5.6     男      4.8
1     2      NaN     130.0     85.0     6.2     女      NaN
2     3      60.0    NaN       90.0     5.9   NaN      5.2
3     4      38.0    110.0     NaN      NaN     男      4.5
4     5      50.0    125.0     82.0     6.0     女      5.8
5     6      52.0    140.0     88.0     5.7     男      NaN
6     7      28.0    NaN       78.0     6.5     女      5.1
7     8      65.0    118.0     80.0     5.8     男      4.9
8     9      60.0    135.0     92.0     6.0     男      5.5
9    10      42.0    NaN       84.0     6.1     女      NaN
10   11      55.0    128.0     NaN      5.4     男      4.7
11   12      48.0    122.0     86.0     NaN     女      5.3
12   13      NaN     138.0     95.0     6.3    NaN      5.0
13   14      33.0    NaN       81.0     5.2     男      NaN
14   15      50.0    132.0     NaN      5.9     女      5.4

删除缺失值后的数据：
剩余记录数：4 条
   患者 ID  年龄  收缩压  舒张压  血糖  性别   胆固醇
0    1    45.0  120.0  80.0  5.6   男     4.8
4    5    50.0  125.0  82.0  6.0   女     5.8
7    8    65.0  118.0  80.0  5.8   男     4.9
8    9    60.0  135.0  92.0  6.0   男     5.5

归一化前原始数据：
    年龄  收缩压   舒张压  血糖   胆固醇
0  45.0  120.0  80.0  5.6    4.8
4  50.0  125.0  82.0  6.0    5.8
7  65.0  118.0  80.0  5.8    4.9
8  60.0  135.0  92.0  6.0    5.5

Min-Max 归一化结果：
     年龄    收缩压      舒张压      血糖   胆固醇
0  0.00  0.117647  0.000000  0.0   0.0
1  0.25  0.411765  0.166667  1.0   1.0
2  1.00  0.000000  0.000000  0.5   0.1
3  0.75  1.000000  1.000000  1.0   0.7
```

```
Z-score 标准化结果:
         年龄        收缩压        舒张压        血糖        胆固醇
0 -1.264911  -0.684257  -0.703526  -1.507557  -1.083473
1 -0.632456   0.076029  -0.301511   0.904534   1.324244
2  1.264911  -0.988372  -0.703526  -0.301511  -0.842701
3  0.632456   1.596600   1.708564   0.904534   0.601929
```

四、实验思考

1）对于给定的数据而言，提出以下问题。

问题 1：在医学数据中，哪些变量适合使用均值填充？哪些情况下适合使用中位数填充？

问题 2：对于“性别”这样的分类变量，为什么使用众数填充比使用均值填充更合理？

2）对于数据归一化以及其他场景，提出以下问题。

问题 1：Min-Max 归一化和 Z-score 标准化各有什么优缺点？

问题 2：在什么情况下应该选择 Min-Max 归一化？什么情况下应该选择 Z-score 标准化？

实验 6.2　医学数据的统计分析

一、实验目的

1）描述性统计分析和假设检验与统计推断的常用方法。

2）掌握用 Python 编写描述性统计分析代码的基本语法。

3）掌握用 Python 编写假设检验与统计推断代码的基本语法。

二、实验环境

Python 3.13 或 PyCharm 2024.3.5 工作环境，已安装 Pandas 库、NumPy 库和 Scipy 库。

三、实验内容

1）测得某学校 12 名女生体重分别为 42、42、46、46、46、50、50、50、52、52、58、58（单位：kg），试计算该组数据的均值、中位数、百分位数、四分位数、众数、方差、标准差及离均差平方和。

程序代码如下：

```
import numpy as np
import pandas as pd
# 数据：12 名女生体重
weights = [42, 42, 46, 46, 46, 50, 50, 50, 52, 52, 58, 58]
# 转换为 Pandas Series 方便操作
weights_series = pd.Series(weights)
# 均值
mean_value = weights_series.mean()
```

```
# 中位数
median_value = weights_series.median()
# 百分位数（如 25%、50%、75%）
percentiles = weights_series.quantile([0.25, 0.5, 0.75])
# 四分位数
q1 = percentiles[0.25]  # 第一四分位数
q2 = percentiles[0.5]   # 第二四分位数（中位数）
q3 = percentiles[0.75]  # 第三四分位数
# 众数
mode_value = weights_series.mode().tolist()  # 可能有多个众数，返回列表
# 方差
variance_value = weights_series.var(ddof=0)  # 总体方差
# 标准差
std_dev_value = weights_series.std(ddof=0)  # 总体标准差
# 离均差平方和（Sum of Squared Deviations from the Mean）
sum_of_squared_deviations = ((weights_series - mean_value) ** 2).sum()
# 输出结果
print(f"均值：{mean_value}")
print(f"中位数：{median_value}")
print(f"百分位数 (25%, 50%, 75%)：{percentiles.values}")
print(f"第一四分位数 (Q1)：{q1}")
print(f"第二四分位数 (Q2, 中位数)：{q2}")
print(f"第三四分位数 (Q3)：{q3}")
print(f"众数：{mode_value}")
print(f"方差：{variance_value}")
print(f"标准差：{std_dev_value}")
print(f"离均差平方和：{sum_of_squared_deviations}")
```

程序运行结果如下：

```
均值：49.333333333333336
中位数：50.0
百分位数 (25%, 50%, 75%)：[46. 50. 52.]
第一四分位数 (Q1)：46.0
第二四分位数 (Q2, 中位数)：50.0
第三四分位数 (Q3)：52.0
众数：[46, 50]
方差：25.555555555555554
标准差：5.055250296034367
离均差平方和：306.6666666666667
```

2）以第 4 章实验的素材为数据源，编写 Python 代码，简单地分析差异表达基因：①求患者与正常人样本之间的变化倍数（fold change）；②通过统计检验（如 t 检验等）分析以上差异是否显著。

程序代码如下：

```
import pandas as pd
from scipy import stats
# 读取 Excel 文件
file_path = 'Excel 生物信息学数据.xlsx'
df = pd.read_excel(file_path, sheet_name = 'Sheet2')
```

```
    # 分离 ID_REF 列和其他数据
    id_ref = df['ID_REF']
    data = df.drop(columns=['ID_REF', 'fold change', 'P value (T test)', 'P value (F Test)'])
    # 正常人样本（GSM1303897-GSM1303906）
    normal_samples = data.iloc[:, :10]
    # 患者样本（GSM1303907-GSM1303925）
    patient_samples = data.iloc[:, 10:]
    # 计算正常人样本和患者样本的平均表达值
    mean_normal = normal_samples.mean(axis=1)
    mean_patient = patient_samples.mean(axis=1)
    # 计算变化倍数（Fold Change）
    fold_change = mean_patient / mean_normal
    # 使用 t 检验计算 P 值
    p_values = []
    for i in range(len(normal_samples)):
        t_stat, p_val = stats.ttest_ind(normal_samples.iloc[i], patient_samples.iloc[i], nan_policy='omit')
        p_values.append(p_val)
    # 将结果添加回 DataFrame
    df['fold change'] = fold_change
    df['P value (T test)'] = p_values
    # 输出一些调试信息
    print("前几行的 fold change 和 P value:")
    print(df[['ID_REF', 'fold change', 'P value (T test)']].head())
    # 设置显著性水平（如 alpha=0.05）
    alpha = 0.05
    # 筛选出显著差异表达的基因（|fold change| > 2 和 P value < alpha）
    significant_genes = df[(abs(df['fold change']) > 2) & (df['P value (T test)'] < alpha)]
    if significant_genes.empty:
        print("没有发现显著差异表达的基因。")
    else:
        # 输出显著差异表达的基因
        print("显著差异表达的基因：")
    print(significant_genes[['ID_REF', 'fold change', 'P value (T test)']])
```

程序运行结果如下：

```
# 前几行的 fold change 和 P value:
  ID_REF  fold change  P value (T test)
0  AURKA     1.035310          0.797568
1  AURKB     0.714117          0.190671
2  AURKC     0.897732          0.318683
3  BAALC     0.922414          0.760462
4   BCL2     0.593923          0.075950
没有发现显著差异表达的基因。
```

四、实验思考

1）假设有一个包含某医院医生工资的数据集，该数据集包括以下列。

DoctorID：医生的唯一标识符。

DoctorName：医生的名字。

Department：医生所属科室（如心血管科、口腔科、肾内科等）。

Salary：医生的工资。

问题 1：什么是描述性统计？请列举至少三种常用的描述性统计量，并解释它们在分析工资数据时的作用。

问题 2：如果你想了解不同部门之间的工资差异，你会选择哪些描述性统计量来帮助你进行分析？为什么？

问题 3：在分析工资数据时，如果发现工资分布存在明显的偏度（skewness），这对你选择使用的描述性统计量有什么影响？为什么？

2）假设你是一家制药公司的数据分析师，正在评估一种新药物对降低血压的效果。为此，你设计了一个实验，将参与者随机分为两组：实验组（服用新药物）和对照组（服用安慰剂）。

每组参与者的血压变化数据如下。

实验组血压变化（mmHg）：[−5, −3, −4, −6, −2]。

对照组血压变化（mmHg）：[−1, 0, −1, −2, 0]。

问题 1：什么是假设检验？在这个场景中，你的原假设（Null Hypothesis）和备择假设（Alternative Hypothesis）分别是什么？

问题 2：在这个实验中，你会选择哪种类型的假设检验来比较两组之间的血压变化差异？为什么？

问题 3：如果通过假设检验，你得到的 P 值为 0.03，而你设定的显著性水平（α）是 0.05，你会得出什么结论？这个结论意味着什么？

实验 6.3　医学数据的可视化

一、实验目的

1）熟练掌握 Matplotlib、Seaborn、Plotly 的使用。

2）熟练掌握医学影像可视化方法。

二、实验环境

Python 3.13 或 PyCharm 2024.3.5，已安装 Matplotlib 库、Seaborn 库和 Plotly 库。

三、实验内容

1. 使用 Matplotlib 库中的方法绘制散点图

选择 UCL 机器学习数据库中的一个糖尿病数据集，使用 Matplotlib 库，通过绘制血糖和血压的散点图来直观地观察两者的分布情况。

程序代码如下：

```
import matplotlib
import matplotlib.pyplot as plt
import csv
# 如果图表中的汉字显示乱码，需设置字体
```

```
matplotlib.rcParams['font.sans-serif'] = ['SimHei']
matplotlib.rcParams['axes.unicode_minus'] = False
filename = 'diabetes.csv'    # 应用程序和读取的文件在同一目录下
# 初始化一个空列表来存储特定列的数据
Glucose = []
Blood_Pressure = []
# 打开 CSV 文件
# 确保正确设置编码，如'utf-8-sig'
with open(filename, mode = 'r', encoding='utf-8-sig') as file:
    csv_reader = csv.reader(file)
    next(csv_reader)
    # 遍历 CSV 文件的每一行
    for row in csv_reader:
        # 假设想获取第二列的数据（索引为 1）
        column_value2 = int(row[2])                # 获取第二列的值
        column_value3 = int(row[1])                # 获取第三列的值
        Blood_Pressure.append(column_value3)       # 将值添加到列表中
        Glucose.append(column_value2)              # 将值添加到列表中
# 绘制散点图
plt.scatter(Glucose, Blood_Pressure)
print(Blood_Pressure)
print(Glucose)
# 设置图表标题和坐标轴标签
plt.title('血糖与血压的关系')
plt.xlabel('血糖 (mg/dl)')
plt.ylabel('血压 (mmHg)')
# 显示图表
plt.show()
```

程序运行结果如图 6-4 所示。

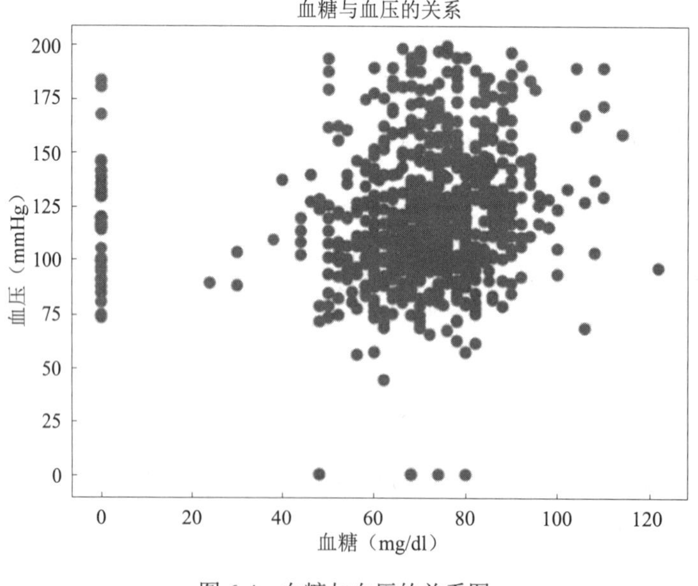

图 6-4　血糖与血压的关系图

从图 6-4 可以看出，大部分患者的血糖在 60～80mg/dl 区间，血压在 100～150mmHg 区间。

2. 使用 Seaborn 库中的方法绘制箱线图

某医院为了研究不同年龄组群体的血压情况，按年龄段对 100 名群体进行血压测量，测量值保存在 CSV 格式的文件中。现在通过绘制箱线图来直观地观察不同年龄组群体血压的分布差异，从而了解不同年龄组群体的血压值分布情况。

程序代码如下：

```
# 导入必要的库
import pandas as pd
import seaborn as sns
import matplotlib.pyplot as plt
import matplotlib
import csv
# 如果图表中的汉字显示乱码，需设置字体
matplotlib.rcParams['font.sans-serif'] = ['SimHei']
matplotlib.rcParams['axes.unicode_minus'] = False
df=pd.read_csv('Blood_Pressure.csv')      # 加载数据，应用程序和读取的文件在
                                          # 同一目录下
# 绘制箱线图
sns.boxplot(x='年龄组', y='血压值', data=df)
# 设置图表标题和坐标轴标签
plt.title('不同年龄组群体血压值分布箱线图')
plt.xlabel('年龄组（岁）')
plt.ylabel('血压值（mmHg）')
# 显示图表
plt.show()
```

程序运行结果如图 6-5 所示。

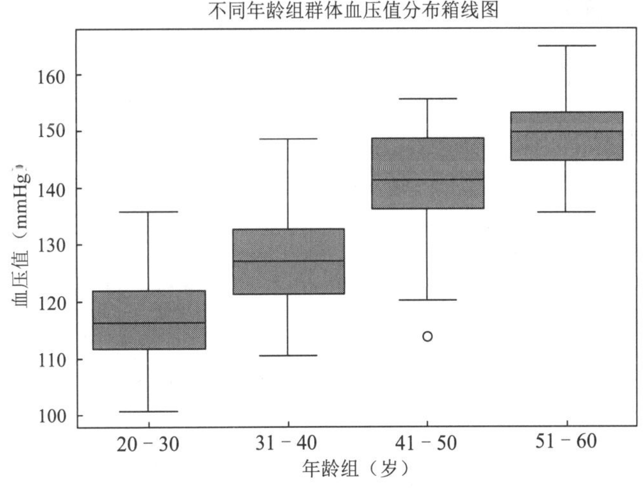

图 6-5　不同年龄组群体血压分布箱线图

从图 6-5 可以看出，20～30 岁的年轻群体，他们的血压在 115mmHg 左右，值低且分布紧凑、稳定。31～40 岁的青年群体，血压已悄然发生了变化，中位数略有提升，数据的波动范围也开始扩大，上下四分位距的增宽。41～50 岁的中年群体，血压继续发生变化，中位数继续提升，数据的波动范围也明显扩大，血压不稳定。 51～60 岁的老年群体，血

压达到了峰值，波动范围也最广泛。

3. 使用 Plotly 库中的方法绘制动态散点图

《黄帝内经》提出了“阳气者，若天与日，失其所，则折寿而不彰”的理论，强调阳气在维持人体体温恒定中的关键作用。书中还详细记载了多种脉象，如“病心脉来，喘喘连属，其中微曲，曰心病”，阐述了心脏病变时脉象的异常变化。通过脉象来判断心脏的功能状态和人体的健康状况，体现了我国古代医家的智慧。某医院为了研究患者在一段时间内的体温和心率变化情况，对 50 名患者进行数据监测，记录保存在 CSV 格式的文件中。现通过绘制动态散点图，直观呈现患者体温和心率随时间的变化情况。

程序代码如下：

```
# 导入必要的库
import plotly.express as px
import pandas as pd
import numpy as np
import csv
df = pd.read_csv('health_data.csv')#加载数据，应用程序和读取的文件在同一目录下
# 绘制动态散点图
fig = px.scatter(df, x='体温', y='心率', animation_frame='时间', animation_group='患者ID', color='患者ID', title='患者体温与心率随时间变化动态散点图', labels={'体温': '体温（℃）', '心率': '心率（次/min）', '时间': '时间点'})
fig.show()
```

程序运行结果如图 6-6 所示。

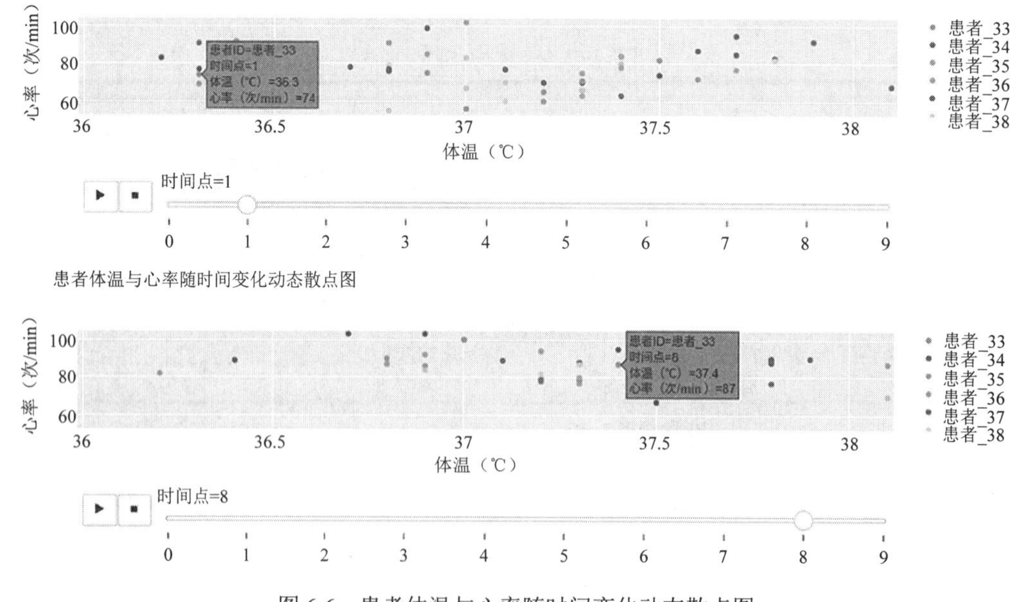

图 6-6 患者体温与心率随时间变化动态散点图

从图 6-6 可以看出，患者血糖与血压随时间变化能够根据时间点进行动态展示，单击“暂停”按钮可以查看患者 33 在时间点 1 时的体温值为 36.3℃，心率值为 74 次/min；在时间点 8 时的体温值为 37.4℃，心率值为 87 次/min，这反应了该患者在时间点 8 时的心率值

明显升高了，而体温值变化较小。

4. 使用 Matplotlib 和 Nibabel 可视化肝脏肿瘤的 NIFTI 格式文件

现有一张肝脏肿瘤患者的肝脏影像，其格式是 NIFTI 格式，请使用 Matplotlib 和 Nibabel 可视化这张影像，文件名为 volume-5.nii。

程序代码如下：

```
import matplotlib.pyplot as plt
import nibabel as nib
import numpy as np
# 加载 nifti 文件
file_path = 'volume-5.nii'   # 应用程序和读取的文件在同一目录下
img = nib.load(file_path)
data = img.get_fdata()
# 显示图像
plt.imshow(data[:, :, 50], cmap='gray')  # 选择一个切片来显示
plt.title('CT Scan Slice')
plt.show()
```

程序运行结果如图 6-7 所示。

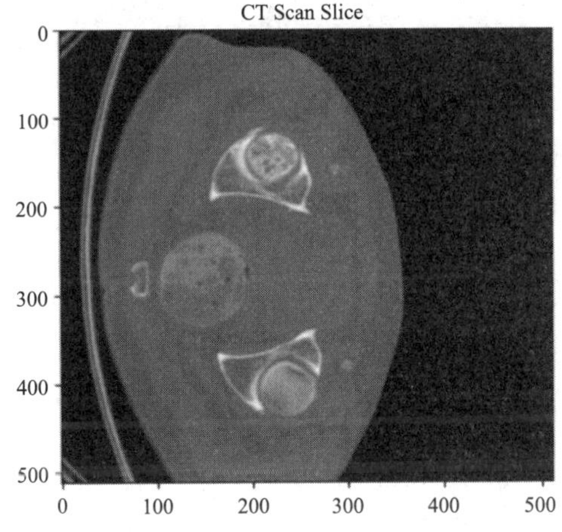

图 6-7 肝肿瘤的 NIFTI 格式文件可视化

四、实验思考

1）使用 Matplotlib 库中的什么方法绘制散点图？

2）使用 Seaborn 库中的什么方法绘制箱线图？

3）使用 Plotly 库中的什么方法绘制动态散点图？

实验 6.4 线性回归分析

一、实验目的

1）了解线性回归的基本概念和原理。

2）掌握 Python 实现简单线性回归和多元线性回归的方法。

3）学会对线性回归模型进行评估，理解评估指标的含义。

4）通过实际操作，加深对线性回归在医学数据处理中应用的理解。

二、实验环境

Python 3.13 或 PyCharm 2024.3.5，已安装 Pandas 库、NumPy 库和 scikit-learn 库。

三、实验内容

1. 加载并查看 scikit-learn 库中的 diabetes 数据集

以下是加载数据集并查看其基本信息的代码：

```
import pandas as pd
from sklearn.datasets import load_diabetes
diabetes = load_diabetes()          # 加载数据集
# 将特征数据转换为 DataFrame
df_features = pd.DataFrame(diabetes.data, columns = diabetes.feature_names)
# 将目标数据添加到 DataFrame 中
df_features['target'] = diabetes.target
# 查看数据集的基本信息
print("数据集基本信息：")
df_features.info()
# 查看数据集行数和列数
rows, columns = df_features.shape
if rows < 100:
    # 短表数据（行数少于 100）查看全量数据信息
    print("数据全部内容信息：")
    print(df_features.to_csv(sep='\t', na_rep='nan'))
else:
    # 长表数据查看数据前几行信息
    print("数据前几内容信息：")
print(df_features.head().to_csv(sep='\t', na_rep='nan'))
```

2. 简单线性回归实践

使用 BMI 作为自变量，target（糖尿病疾病进展指标）作为响应变量，进行简单线性回归分析。

程序代码如下：

```
import pandas as pd
from sklearn.datasets import load_diabetes
from sklearn.model_selection import train_test_split
from sklearn.linear_model import LinearRegression
from sklearn.metrics import mean_squared_error, r2_score
import numpy as np
import matplotlib.pyplot as plt
```

```
    # 加载糖尿病数据集
    diabetes = load_diabetes()
    # 将特征数据转换为 DataFrame 格式，方便后续处理
    df_features = pd.DataFrame(diabetes.data, columns=diabetes.feature_names)
    # 将目标数据添加到 DataFrame 中
    df_features['target'] = diabetes.target
    # 提取 BMI 列作为自变量，注意要将其转换为二维数组形式
    X = df_features['BMI'].values.reshape(-1, 1)
    # 提取 target 列作为因变量
    y = df_features['target']
    # 划分训练集和测试集，test_size=0.2 表示 20%作为测试集，random_state 用于保证结
    # 果可复现
    X_train, X_test, y_train, y_test = train_test_split(X, y, test_size=0.2,
random_state=62)
    # 创建线性回归模型对象
    model = LinearRegression()
    # 使用训练集数据训练模型
    model.fit(X_train, y_train)
    # 获取回归系数
    coefficient = model.coef_[0]
    # 获取截距
    intercept = model.intercept_
    print(f"回归系数: {coefficient}")
    print(f"截距: {intercept}")
    # 对测试集数据进行预测
    y_pred = model.predict(X_test)
    # 计算均方误差
    mse = mean_squared_error(y_test, y_pred)
    # 计算均方根误差
    rmse = np.sqrt(mse)
    # 计算决定系数
    r2 = r2_score(y_test, y_pred)
    print(f"均方误差: {mse}")
    print(f"均方根误差: {rmse}")
    print(f"决定系数 R^2: {r2}")
```

3. 多元线性回归实践

使用多个特征作为自变量进行多元线性回归分析。这里选择 BMI、bp（平均血压）和 s5（血清测量指标之一）作为自变量。

程序代码如下：

```
    import pandas as pd
    from sklearn.datasets import load_diabetes
    from sklearn.model_selection import train_test_split
    from sklearn.linear_model import LinearRegression
    from sklearn.metrics import mean_squared_error, r2_score
    import numpy as np
```

```
import matplotlib.pyplot as plt
# 加载数据集
diabetes = load_diabetes()
# 将特征数据转换为 DataFrame
df_features = pd.DataFrame(diabetes.data, columns=diabetes.feature_
names)
# 将目标数据添加到 DataFrame 中
df_features['target'] = diabetes.target
# 提取多个特征作为自变量
X = df_features[['BMI', 'bp', 's5']]
# 提取 target 列作为因变量
y = df_features['target']
# 划分训练集和测试集，test_size=0.2 表示 20% 作为测试集，random_state 用于保证
# 结果可复现
X_train, X_test, y_train, y_test = train_test_split(X, y, test_size=0.2,
random_state=72)
# 创建线性回归模型对象
model = LinearRegression()
# 使用训练集数据训练模型
model.fit(X_train, y_train)
# 获取回归系数
coefficients = model.coef_
# 获取截距
intercept = model.intercept_
print(f"多元回归系数: {coefficients}")
print(f"多元截距: {intercept}")
# 对测试集数据进行预测
y_pred = model.predict(X_test)
# 计算均方误差
mse = mean_squared_error(y_test, y_pred)
# 计算均方根误差
rmse = np.sqrt(mse)
# 计算决定系数
r2 = r2_score(y_test, y_pred)
print(f"均方误差: {mse}")
print(f"均方根误差: {rmse}")
print(f"决定系数 R^2: {r2}")
```

四、实验思考

1）选择其他自变量组合进行多元线性回归分析，观察回归结果的变化。

2）使用更多的自变量时，响应变量的预测效果会更好（如本实验中，单个自变量预测的决定系数为0.34，多个自变量预测的决定系数为0.62）。这是否意味着，在实际项目中，使用的变量越多越好？

3）切割训练集时设置random_state为固定值，即可保证实验结果可重复。为什么？更换该值时，什么发生了变化？

实验 6.5　逻辑回归分析

一、实验目的

1）掌握逻辑回归分析的数据基本预处理。

2）掌握逻辑回归模型数据标准化。

3）掌握逻辑回归模型训练和评价。

二、实验环境

Python 3.13 或 PyCharm 2024.3.5 工作环境，已安装 Pandas 库、NumPy 库、Matplotlib 库、scikit-learn 库等。

三、实验内容

1）了解并访问 UC Irvine Machien Learning Repository（简称 UCI 机器学习库），UCI 是一个常用的机器学习标准测试数据集。本实验所需的心脏疾病数据集在 UCI 机器学习库可免费获取，克利夫兰数据集（processed.cleveland.data）作为本实验数据集供读取并查看。

操作提示：导入数据分析基本模块，使用 read_csv()函数加载数据集；注意从网络上下载的原始数据集并无列名，本实验提供的数据集已包含列名；使用 info()函数获取数据集的样本量、特征个数、特征的列表及其属性、是否含有缺失值等信息。

程序代码如下：

```
import pandas as pd
import numpy as np
hearts = pd.read_csv("/processed.cleveland.data.csv")
hearts.info()
```

2）数据预处理，去除 ca 指标、thal 指标包含缺失值“?”所在行；thal 指标（3、6、7 分别替换为 0、1、2）；target 值 1、2、3、4 替换为 1，以方便二分类。

操作提示：使用 drop()函数去除缺失行，使用 reset_index()函数对数据进行重排索引。

程序代码如下：

```
hearts_clean = hearts.drop(hearts[(hearts['ca'] == '?') | (hearts['thal'] == '?')].index)
hearts_clean = hearts_clean.reset_index(drop = True) # 重排行索引
hearts_clean[['ca','thal']] = hearts_clean[['ca','thal']].astype('float64')
hearts_clean.loc[(hearts_clean["thal"] == 3),"thal"] = 0
hearts_clean.loc[(hearts_clean["thal"] == 6),"thal"] = 1
hearts_clean.loc[(hearts_clean["thal"] == 7),"thal"] = 2
hearts_clean.loc[(hearts_clean["target"] > 0),"target"] = 1
```

3）特征相关性。

操作提示：通过 corr()函数计算数据集中各特征与结果变量的相关系数。

程序代码如下：

```
corrhearts = hearts_clean.corr()
corrhearts["target"].sort_values()
```

4）数据标准化。

操作提示：导入相关包，使用 StandardScaler()函数对数据集各变量进行标准化。

程序代码如下：

```
    from sklearn.preprocessing import StandardScaler
    sc_x = StandardScaler()
    source_x = pd.DataFrame(sc_x.fit_transform(hearts_clean.drop(
["target"],axis=1),), colums = hearts_clean.columns.tolist()[0:13])
    source_y = hearts_clean.target
```

5）训练逻辑回归模型。

操作提示：导入相关包，通过 train_test_split()函数将数据集随机 7∶3 分为训练子集和测试子集，使用 LogisticRegression()函数进行训练集的模型训练。

程序代码如下：

```
    from sklearn.model_selection import train_test_split
    from sklearn.linear_model import LogisticRegression
    train_x, test_x, train_y, test_y = train_test_split(source_x,
source_y, train_size = 0.7, random_state = 0)
    log_mod = LogisticRegression()
    log_mod.fit(train_x, train_y)
```

6）逻辑回归模型测试集的预测准确性评价。

操作提示：导入相关包，使用混淆矩阵 confusion_matrix()函数和准确率 accuracy_score()函数评价模型。

程序代码如下：

```
    from sklearn.metrics import confusion_matrix, accuracy_score
    predictions = log_mod.predict(test_x)
    confusion_matrix(test_y, predictions)
    accuracy_score(test_y, predictions)
```

四、实验思考

1）在数据预处理过程中，对于数据缺失，删除或者填充方法是否对本实验结果产生影响？

2）数据标准化与否对最终逻辑回归模型效果的影响，可通过比较标准化与否的数据集构建逻辑回归模型。

3）通过 Python 实践探索逻辑回归模型评价的其他指标和方法。

第7章

医学人工智能基础

实验7.1　PyTorch的安装及基本操作

一、实验目的

1）了解PyTorch的安装方法。

2）熟悉创建张量的常用方法。

3）熟悉张量的加减乘除运算。

二、实验环境

Python 3.13，已安装NumPy库、Scipy库。

三、实验内容

1. PyTorch的安装

PyTorch是一个开源的机器学习框架，主要用于深度学习、计算机视觉、自然语言处理等任务。它以易用性和灵活性著称，是目前深度学习领域的主流工具之一。

在Window中，打开“命令提示符”窗口（在MacOS中，打开终端），然后输入以下命令进行安装：

```
pip install torch torchvision torchaudio
```

在Python交互界面运行以下代码检查是否安装成功：

```
import torch
    print(torch.version_)
```

如果屏幕上可以打印出PyTorch的版本号（如2.7.0+cpu），则安装成功。

PyTorch不仅可以在CPU上运行，还可以利用GPU进行加速，需要根据计算机中GPU的型号及CUDA版本安装对应版本的PyTorch。本课程不涉及GPU相关内容，感兴趣的读者可以参考PyTorch官网的相关文档：https://pytorch.org/get-started/locally。

2. PyTorch的基本操作

（1）创建张量

张量（tensor）可以理解为多维数组，可以看作向量和矩阵的扩展，尤其适合深度学习模型的大规模矩阵运算。张量的维度又称阶数。例如，标量是0阶张量；向量或1维数组是 1 阶张量；矩阵是 2 阶张量；RGB 图像是 3 阶张量（三个维度：宽度、高度、颜色通道）；视频数据是 4 阶张量（宽度、高度、颜色通道、时间）。

PyTorch 的张量与 NumPy 数组的区别如下：NumPy 数组只能在 CPU 上操作，PyTorch 的张量既可以在 CPU 上，也可以复制或移动到 GPU 上，更有利于大规模的深度学习计算。

在 PyTorch 中，创建张量的方法如下：

```
import torch                                  # 导入 PyTorch 库
x_tensor = torch.tensor([1, 2, 3])            # 1 阶张量
y_tensor = torch.tensor([[1, 2], [3, 4]])     # 2 阶张量
print(x_tensor)
print(y_tensor)
```

张量也可以从 NumPy 数组创建：

```
import numpy as np
np_array = np.array([5, 6, 7])
tensor1 = torch.from_numpy(np_array)   # 共享内存（修改 NumPy 数组会影响张量）
# 创建新拷贝（NumPy 数组与 PyTorch 张量互不影响）
tensor2 = torch.tensor(np_array)
print('np_array:', np_array)
print('tensor1:', tensor1)
print('tensor2:', tensor2)
np_array[0] = 1                        # 对 NumPy 数组中的值进行修改
print('修改 np_array 之后：')
print('np_array:', np_array)
print('tensor1:', tensor1)
print('tensor2:', tensor2)
```

使用 torch.from_numpy()创建张量时，PyTorch 的张量与 NumPy 数组共享内存，目的是高效处理数据转换，避免不必要的内存拷贝。因此修改 NumPy 数组中的值会同时修改张量中的值，反之亦然。

使用 torch.tensor()创建张量时，PyTorch 会拷贝数据创建一个新的张量，与 NumPy 数组相互独立，二者互不影响。

（2）创建全为 0 或全为 1 的张量

程序代码如下：

```
zeros_tensor = torch.zeros(2, 3)       # 2 行 3 列的全零张量
ones_tensor = torch.ones(4)            # 长度为 4 的全一向量
print(zeros_tensor)
print(zeros_tensor.shape)              # 输出张量的形状
print(ones_tensor)
print(ones_tensor.shape)               # 输出张量的形状
```

.shape 是张量的属性，它返回一个 torch.Size 对象，类似于元组，其中每个元素表示张量在对应维度上的大小。通过.shape 属性可以快速确认张量的形状是否符合预期。

（3）创建随机张量

程序代码如下：

```
uniform_random = torch.rand(2, 5)        # [0, 1)范围内均匀分布
print('uniform_random:\n', uniform_random)
normal_random = torch.randn(2, 5)        # 标准正态分布（均值为 0，方差为 1）
```

```
print('normal_random:\n', normal_random)
```

（4）创建等差序列张量

程序代码如下：

```
# torch.arange(start=0, end, step=1)
x1 = torch.arange(0, 5)              # [0,5)之间，间隔为 1 的序列
x2 = torch.arange(0, 10, 2)          # [0,10)之间，间隔为 2 的序列
print('x1: ', x1)
print('x2: ', x2)
```

（5）改变张量维度

程序代码如下：

```
a = torch.arange(12)
b = a.reshape((3, 4))
c = b.reshape((4, 3))
print('a: ', a)
print('b: ', b)
print('c: ', c)
```

（6）张量的加减运算

程序代码如下：

```
a = torch.tensor([1, 2, 3])
b = torch.tensor([4, 5, 6])
print(a + b)                   # 对应元素分别相加
print(a - b)                   # 对应元素分别相减
```

（7）张量的乘法和除法运算

逐元素相乘和逐元素相除，程序代码如下：

```
a = torch.tensor([1, 2, 3])
b = torch.tensor([4, 5, 6])
print('逐元素相乘:')
c = a * b              # 对应元素分别相乘
d = torch.mul(a, b)    # 对应元素分别相乘的另一种写法
print(c)
print(d)
print('逐元素相除:')
e = a / b             # 对应元素分别相除
f = torch.div(a, b)   # 对应元素分别相除的另一种写法
print(e)
print(f)
```

矩阵乘法，程序代码如下：

```
a = torch.rand((2, 3))
b = torch.rand((3, 4))
print(a.shape)
print(b.shape)
c = a @ b                  # 矩阵乘法
d = torch.matmul(a, b)     # 矩阵乘法的另一种写法
print(c)
print(c.shape)
print(d)
```

```
print(d.shape)
```

两个向量的点乘：

```
a = torch.tensor([1, 2, 3])
b = torch.tensor([4, 5, 6])
c = torch.dot(a, b)          # 计算 1*4+2*5+3*6=32
print(c)
```

四、实验思考

1）通过查询互联网资料，借助 AI 大模型，解释 PyTorch 的自动微分机制及其在模型训练过程中的作用。

2）国产 AI 大模型蓬勃发展，请通过信息检索，列出至少 5 个参数在 100 亿以上的国产的开源大模型（在表格中列出模型名称、模型参数量、开发单位、论文/技术报告链接），填入表 7-1 中。

表 7-1　AI 大模型信息汇总

模型名称	模型参数量	开发单位	论文/技术报告链接
DeepSeek-V3	6710 亿	杭州深度求索人工智能基础技术研究有限公司	https://arxiv.org/abs/2412.19437

实验 7.2　机器学习基础

一、实验目的

1）掌握梯度下降法的原理。

2）理解如何恰当选择超参数。

二、实验环境

Python 3.13，已安装 NumPy 库、Scipy 库、PyTorch 库、Matplotlib 库。

三、实验内容

1. 梯度下降法进行线性回归

在第 6 章中，曾经使用 scikit-learn 库中的 linear_model.LinearRegression()函数进行线性回归。该函数使用的是最小二乘法（ordinary least squares，OLS），目标是找到一组回归系数 β，使得预测值与真实值之间的误差平方和最小。对于线性回归，最小二乘问题有数学上精确的解，因此 scikit-learn 库中的 linear_model.LinearRegression()函数直接根据最小二乘法的求解公式计算出回归系数 β。

机器学习中的很多实际问题都属于非线性问题，无法直接求得精确解。因此，往往采用梯度下降法进行逼近。下面仍然以线性回归为例，演示梯度下降法的过程。

（1）生成模拟数据

程序代码如下：

```
import torch
import numpy as np
import matplotlib.pyplot as plt
# 设置随机种子以保证结果可重复
torch.manual_seed(42)
# 生成模拟数据
num_datapoints = 500
x = torch.rand(num_datapoints) * 20    # 生成 0 到 20 之间的 500 个随机点
true_w = 2.0              # 真实斜率
true_b = 1.0              # 真实截距
y = true_w * x + true_b + torch.randn(x.size()) * 2  # 添加标准差为 2 的高斯噪声
# 打乱数据并划分训练集和测试集（训练集 80%，测试集 20%）
indices = torch.randperm(num_datapoints)
x = x[indices]
y = y[indices]
split = int(0.8 * num_datapoints)
x_train, y_train = x[:split], y[:split]
x_test, y_test = x[split:], y[split:]
# 可视化数据
plt.scatter(x_train.numpy(), y_train.numpy(), label='Train Data', alpha=0.6)
plt.scatter(x_test.numpy(), y_test.numpy(), label='Test Data', alpha=0.6)
plt.xlabel('x')
plt.ylabel('y')
plt.title('Simulated Data')
plt.legend()
plt.show()
```

程序运行结果如图 7-1 所示。

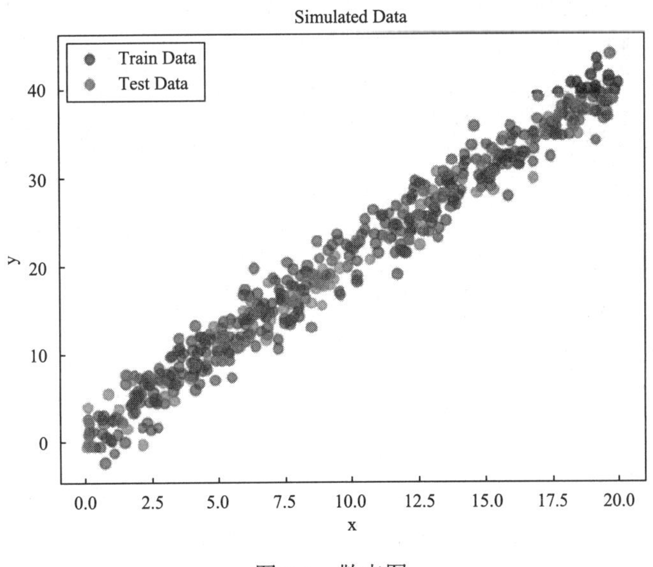

图 7-1　散点图

（2）模型训练

程序代码如下：

```
# 随机初始化模型参数
torch.manual_seed(42)
w = torch.randn(1, requires_grad=True)
b = torch.randn(1, requires_grad=True)
# 设置超参数
learning_rate = 0.001
epochs = 20
# 初始化记录列表
train_losses = []
test_losses = []
# 模型训练过程
for epoch in range(epochs):
    # 前向传播（训练集）
    y_train_pred = w * x_train + b
    loss = torch.mean((y_train_pred - y_train) ** 2)
    # 反向传播
    loss.backward()
    # 打印梯度信息（更新前）
    print(f"Epoch {epoch}, w.grad: {w.grad.item():.4f}, b.grad: {b.grad.
item():.4f}")
    # 参数更新
    with torch.no_grad():
        w -= learning_rate * w.grad
        b -= learning_rate * b.grad
    # 梯度清零
    w.grad.zero_()
    b.grad.zero_()
    # 计算训练集和测试集损失（参数更新后）
    with torch.no_grad():
        # 训练损失
        y_train_pred = w * x_train + b
        train_loss = torch.mean((y_train_pred - y_train) ** 2).item()
        # 测试损失
        y_test_pred = w * x_test + b
        test_loss = torch.mean((y_test_pred - y_test) ** 2).item()
    # 记录损失
    train_losses.append(train_loss)
    test_losses.append(test_loss)
    # 打印损失信息
    print(f"Epoch {epoch}, Train Loss: {train_loss:.4f}, Test Loss:
{test_loss:.4f}\n")
# 输出最终参数
print(f"Learned parameters: w = {w.item():.4f}, b = {b.item():.4f}")
```

如果正确运行，可以看到每一轮循环的损失值逐渐减小。

（3）可视化训练结果

程序代码如下：

```
# 绘制拟合结果
plt.figure()
plt.scatter(x_train.numpy(), y_train.numpy(), label='Train Data', alpha=
0.6)
plt.scatter(x_test.numpy(), y_test.numpy(), label='Test Data', alpha=0.6)
y_predict = w.detach() * x + b.detach()
plt.plot(x.numpy(), y_predict.numpy(), label='Fitted Line', color= '#d62728')
plt.legend()
plt.title('Linear Regression Fit')
plt.xlabel('x')
plt.ylabel('y')
plt.show()
# 绘制损失曲线
plt.figure()
plt.plot(range(1, epochs+1), train_losses, label='Train Loss', marker='o')
plt.plot(range(1, epochs+1), test_losses, label='Test Loss', marker='o')
plt.legend()
plt.title('Training and Test Loss over Epochs')
plt.xlabel('Epoch')
plt.ylabel('MSE Loss')
plt.grid(True)
plt.show()
```

程序运行结果如图 7-2 所示。

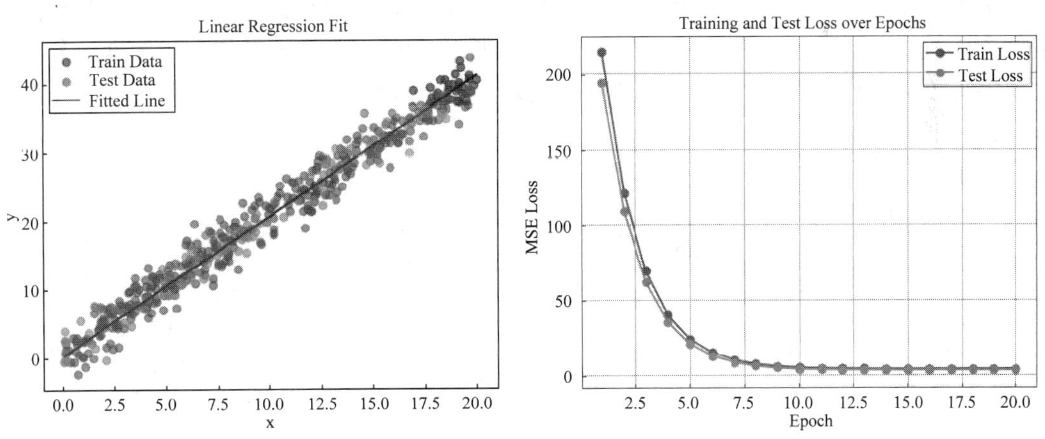

图 7-2　散点图和损失曲线

2. 超参数对梯度下降的影响

尝试使用不同的学习率（取值 1×10^{-4}, 1×10^{-3}, 1×10^{-2} 等），观察学习率过小或学习率过大，对损失值的变化以及最终的拟合结果产生的影响。

尝试使用不同的训练轮数（取值 10, 20, 50, 100 等），观察训练轮数对拟合结果的影响。

四、实验思考

1）如何恰当地选择学习率？

2）如何恰当地选择训练轮数？

实验 7.3　深度学习基础

一、实验目标

1）学习如何对图像数据进行标准化处理，理解数据标准化在深度学习中的重要性。

2）掌握使用 PyTorch 构建全连接神经网络的方法，包括网络结构设计、激活函数选择等。

3）熟悉深度学习的完整训练流程，包括数据加载、前向传播、损失计算、反向传播和参数更新。

4）识别和理解过拟合现象，探索不同的解决方案来改善模型泛化能力。

二、实验环境

Python 3.13，已安装 NumPy 库、Scipy 库、PyTorch 库、Matplotlib 库。

三、实验内容

MNIST（Modified National Institute of Standards and Technology）数据集是机器学习领域经典的数据集之一，用于手写数字识别任务。包含 0～9 共 10 个类别的手写数字灰度图片，每张图片大小为 28 像素×28 像素（共 784 个像素点）。训练集包含 60000 张图片，测试集包含 10000 张图片。每张图片对应一个数字标签（0～9）。本实验将利用深度学习模型实现手写数字识别。使用 AI 大模型帮助完成以下实验内容。

（1）下载数据

程序代码如下：

```
import torch
import torch.nn as nn
import torchvision
from torchvision import datasets, transforms  # 明确导入子模块
import matplotlib.pyplot as plt
import numpy as np
transform = transforms.Compose([
    transforms.ToTensor(),  # 将图像转换为Tensor，自动将像素值缩放到[0.0, 1.0]
    transforms.Normalize((0.5,), (0.5,))  # 将像素值归一化到[-1.0, 1.0]范围
])
# 加载MNIST数据集
train_set = torchvision.datasets.MNIST(
    root = './data',
    train = True,
    download = True,
```

```
    transform = transform
)
test_set = torchvision.datasets.MNIST(
    root = './data',
    train = False,
    transform = transform
)
```

（2）数据可视化，展示前 6 个样本

程序代码如下：

```
plt.figure(figsize = (10,4))
for i in range(6):  # 展示前 6 个样本
    image, label = train_set[i]
    plt.subplot(2,3,i+1)
    plt.imshow(image.squeeze().numpy(), cmap='gray')  # 张量转 numpy
    plt.title(f"Label: {label}", fontsize=10)
    plt.axis('off')
plt.tight_layout()
plt.show()
print(f"\n 训练集样本数: {len(train_set)}")
print(f"测试集样本数: {len(test_set)}")
print(f"单张图片尺寸: {train_set[0][0].shape}")
```

（3）定义数据加载器

程序代码如下：

```
train_loader = torch.utils.data.DataLoader(
    train_set,
    batch_size = 64,
    shuffle = True
)
test_loader = torch.utils.data.DataLoader(
    test_set,
    batch_size = 1000
)
```

（4）定义全连接网络模型、损失函数以及优化器

程序代码如下：

```
class FCNet(nn.Module):
    def __init__(self):
        super().__init__()
        self.flatten = nn.Flatten()       # 展平层: 28×28->784
        self.fc_layers = nn.Sequential(
            nn.Linear(784, 512),          # 全连接层 1
            nn.ReLU(),                    # 激活函数
            nn.Linear(512, 256),          # 全连接层 2
            nn.ReLU(),
            nn.Linear(256, 10)            # 输出层（10 个数字类别）
        )
    def forward(self, x):
        x = self.flatten(x)
        return self.fc_layers(x)
model = FCNet()
```

```
criterion = nn.CrossEntropyLoss() # 损失函数：交叉熵损失
optimizer = torch.optim.Adam(model.parameters(), lr=0.001)
```

（5）训练循环

程序代码如下：

```
train_losses = []
test_losses = []
epochs = 20
print("\n 开始训练...")
for epoch in range(epochs):
    # 训练阶段
    model.train()
    running_train_loss = 0.0
    for images, labels in train_loader:
        # 前向传播
        outputs = model(images)
        loss = criterion(outputs, labels)
        # 反向传播
        optimizer.zero_grad()
        loss.backward()
        optimizer.step()
        running_train_loss += loss.item()
    # 计算训练集平均损失
    train_loss = running_train_loss / len(train_loader)
    train_losses.append(train_loss)
    # 测试阶段
    model.eval()
    running_test_loss = 0.0
    correct = 0
    total = 0
    with torch.no_grad():
        for images, labels in test_loader:
            outputs = model(images)
            loss = criterion(outputs, labels)
            running_test_loss += loss.item()
            _, predicted = torch.max(outputs.data, 1)  # 获取预测类别
            total += labels.size(0)
            correct += (predicted == labels).sum().item()
    # 计算测试集平均损失
    test_loss = running_test_loss / len(test_loader)
    test_losses.append(test_loss)
    # 计算测试集准确率
    accuracy = 100 * correct / total
    # 打印训练集损失、测试集损失和准确率
    print(f"Epoch {epoch}, Train Loss: {train_loss:.4f}, Test Loss:
{test_loss:.4f}, Test Acc: {accuracy:.4f}")
```

（6）绘制损失曲线

程序代码如下：

```
plt.figure(figsize=(10,5))
plt.plot(train_losses, 'b-o', label='Train Loss')
```

```
plt.plot(test_losses, 'r-o', label='Test Loss')
plt.xlabel('Epoch')
plt.ylabel('Loss')
plt.title('Training and Testing Loss')
plt.legend()
plt.grid(True)
plt.show()
```

程序运行结果如图 7-3 所示。在测试集上，损失值呈现出先降低，后升高的趋势，提示在训练后期可能存在过拟合现象。

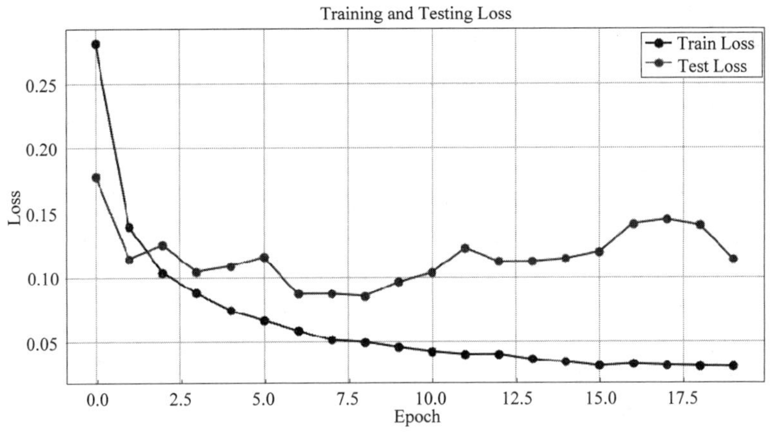

图 7-3 损失曲线

四、实验思考

1）为什么需要对图像数据进行标准化而不是直接使用原始像素值？

2）将激活函数改为 Sigmoid 函数（torch.nn.Sigmoid）或 GELU 函数（torch.nn.GELU），训练结果有什么变化？

3）有哪些避免模型过拟合的方法？

参 考 文 献

代涛，2017．中华医学百科全书（医学信息学)[M]．北京：中国协和医科大学出版社．

代涛，2022．医学信息学概论[M]．3 版．北京：人民卫生出版社．

李劲松，2018．生物医学信息学[M]．北京：人民卫生出版社．

赵文龙，2023．智慧医学语言基础[M]．北京：科学出版社．